Springer-Lehrbuch

Christian P. Schaaf

Mit Vollgas zum Doktor
Promotion für Mediziner

Mit 4 Abbildungen und 20 Cartoons von Rippenspreizer

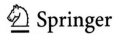

Christian P. Schaaf
Kleinschmidtstrasse 13
69115 Heidelberg
vollgas_doktor@web.de

Bibliografische Information Der Deutschen Bibliothek
Die Deutsche Bibliothek verzeichnet diese Publikation in der Deutschen Nationalbibliografie;
detaillierte bibliografische Daten sind im Interner über http://dnb.ddb.de abrufbar.

ISBN-10 3-540-25511-7
ISBN-13 978-3-540-25511-6
Springer Medizin Verlag Heidelberg

Dieses Werk ist urheberrechtlich geschützt. Die dadurch begründeten Rechte, insbesondere die der Übersetzung, des Nachdrucks, des Vortrags, der Entnahme von Abbildungen und Tabellen, der Funksendung, der Mikroverfilmung oder der Vervielfältigung auf anderen Wegen und der Speicherung in Datenverarbeitungsanlagen, bleiben, auch bei nur auszugsweiser Verwertung, vorbehalten. Eine Vervielfältigung dieses Werkes oder von Teilen dieses Werkes ist auch im Einzelfall nur in den Grenzen der gesetzlichen Bestimmungen des Urheberrechtsgesetzes der Bundesrepublik Deutschland vom 9. September 1965 in der jeweils geltenden Fassung zulässig. Sie ist grundsätzlich vergütungspflichtig. Zuwiderhandlungen unterliegen den Strafbestimmungen des Urheberrechtsgesetzes.

Springer Medizin Verlag.
Ein Unternehmen von Springer Science+Business Media
springer.de
© Springer Medizin Verlag Heidelberg 2006
Printed in Germany

Produkthaftung: Für Angaben über Dosierungsanweisungen und Applikationsformen kann vom Verlag keine Gewähr übernommen werden. Derartige Angaben müssen vom jeweiligen Anwender im Einzelfall anhand anderer Literaturstellen auf ihre Richtigkeit überprüft werden.

Die Wiedergabe von Gebrauchsnamen, Warenbezeichnungen usw. in diesem Werk berechtigt auch ohne besondere Kennzeichnung nicht zu der Annahme, dass solche Namen im Sinne der Warenzeichen- und Markenschutzgesetzgebung als frei zu betrachten wären und daher von jedermann benutzt werden dürfen.

Planung: Martina Siedler, Heidelberg
Projektmanagement: Rose-Marie Doyon, Heidelberg
Copyediting: Judith Böttcher, Heidelberg
Umschlaggestaltung & Design: deblik Berlin
Titelbild: photos.com
Cartoons: Rippenspreizer.com
SPIN 11392590
Satz: Fotosatz-Service Köhler GmbH, Würzburg
Druck- und Bindearbeiten: Stürtz, Würzburg

Gedruckt auf säurefreiem Papier.   15/2117 rd – 5 4 3 2 1 0

Vorwort

Liebe Leserin, lieber Leser,

Sie tragen sich also mit dem Gedanken, das **Unternehmen** »**Dr.med.**« in Angriff zu nehmen. Viele Medizin-Studenten vor Ihnen haben diese Herausforderung angenommen. Manche sind verzweifelt. Manche haben den Grundstein für eine glanzvolle Karriere gelegt. Aber die allermeisten haben es irgendwie geschafft. Auch Sie werden es schaffen!

Das Ziel des vorliegenden Buches ist, Ihnen diesen Weg ein bisschen leichter zu machen. Es ist nicht nötig, dass Sie über Steine stolpern, an denen sich andere schon die »Haxen« gebrochen haben. Das Buch soll ein Begleiter sein auf dem **ganzen** Weg – von den ersten Überlegungen in Sachen Doktorarbeit bis zum glücklichen Tag der Abgabe.

Vier Jahre hat es bei mir selbst gedauert bis zum glücklichen Tag der Abgabe. Ich habe anschließend dieses Buch geschrieben, als würde ich Ratschläge an einen guten Freund weitergeben. Dabei habe ich selbstverständlich auch an die »Freundinnen« gedacht. Bitte verzeihen Sie, dass ich der Lesbarkeit zuliebe auf die Verwendung der männlichen und weiblichen Form verzichtet habe.

vollgas_doktor@web.de – Ich bitte Sie ganz herzlich, regen Gebrauch von der Möglichkeit zu machen, mir Ihre Erfahrungen mit diesem Buch mitzuteilen. Ich freue mich auf Ihre konstruktive Kritik.

Heidelberg, im Juli 2005
Christian P. Schaaf

Biographie

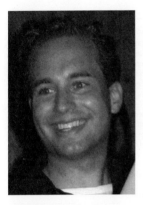

Christian P. Schaaf

wurde 1978 in der Dom- und Kaiserstadt Speyer geboren. Er studierte Medizin in Heidelberg und promovierte am dortigen Institut für Humangenetik zum Thema »Identifikation neuer Interaktionspartner des Met-Rezeptors« (2004). Christian Schaaf ist Träger des Karl-von-Frisch-Preises und war Stipendiat der Stiftung der Deutschen Wirtschaft (sdw). Seine Famulaturen führten ihn über Krefeld und Heidelberg nach Freiburg und Wien bis nach New York und Toronto.

Freude am Lernen, Motivation und Begeisterung sind für ihn Schlüssel zum Erfolg. Als Vorpräparand im Anatomiekurs und als Tutor für Physiologie, Biochemie und Klinische Genetik versuchte er, eben diese Begeisterung an nachfolgende Studenten-Generationen weiterzugeben. »Mit Vollgas zum Doktor« folgt genau dieser Motivation. Es soll Mut machen und motivieren, das »Abenteuer Promotion« anzugehen. Das Buch entstand während seiner PJ-Zeit auf Tasmanien und in den USA.

Mit Vollgas zum Doktor: Der neue Promotionsratgeber

Kapitel 3 · Die Vorarbeit

3 Die Vorarbeit

3.1 Wie geh' ich's an?

■■■ Vorschläge zur gelungenen Organisation

Immer wieder machen medizinische Doktoranden den Fehler und arbeiten »einfach mal drauf los«. Im Lauf der Monate und Jahre sammelt sich dann meist eine Flut von Informationen und Daten in etwaigen Ordnern, Stapeln, Kisten, und wenn es endlich so weit ist und es »ans Schreiben geht«, weiß keiner mehr, wie genau die Experimente durchgeführt wurden, wo welche Daten abgeheftet sind usw.

»Organisation ist das halbe Leben« – und es ist ganz sicher auch ein großer Teil der Doktorarbeit. Wer sich auf halber Strecke nicht grün und schwarz ärgern will, weil er am Anfang schlampig gearbeitet, nicht sorgfältig abgelegt, nicht gründlich Laborbuch geführt hat, der sollte sich möglichst vom allerersten Tag an ein paar Grundregeln des gründlichen und wohl organisierten Arbeitens halten. Vieles kann schon in den ersten Tagen in die richtigen Bahnen gelenkt werden und erspart damit in den kommenden Wochen und Monaten eine ganze Menge Ärger.

Der heiße Tipp

Statistische Beratung. Im Idealfall sollte Ihr Betreuer oder Doktorvater bei dem Erstgespräch mit dem Biomathematiker vor Beginn Ihrer Doktorarbeit mit anwesend sein. In einer solchen »**Expertenrunde**« sollte eine optimale Planung für die Datenerhebung im Rahmen Ihrer Doktorarbeit möglich sein.

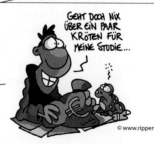

© www.rippenspreizer.com

🛈 Für Durchblicker

Was ist ein »Review«? Ein Review (»Rückblick«) ist eine Zusammenfassung von Ergebnissen und Schlussfolgerungen aus zwei oder mehreren Veröffentlichungen zu einem bestimmten Sachverhalt. Zunächst handelt es sich hierbei um einen mehr oder weniger formal geplanten, strukturierten Analyse- und Bewertungsprozess publizierter Studienergebnisse.

Man unterscheidet zwischen dem traditionellen narrativen Review und sog. »systematischen« Review-Artikeln.

3.1 · Wie geh' ich's an?

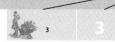

3.3 Recherchieren, aber wie?

3.3.1 Die Benutzung von Suchmaschinen

Egal welche Suchmaschine Sie benutzen, sei es Google, Altavista oder Pubmed – es gibt ein paar grundlegende Features, die alle Suchmaschinen anbieten und die einem das Leben etwas leichter machen – vorausgesetzt, man versteht, diese gezielt einzusetzen.

Nehmen wir einfach mal an, Sie suchen nach Informationen über Johann Sebastian Bach.

Sie geben »Bach« als Suchbegriff ein → Sie erhalten alles, worin das Wort Bach vorkommt, darunter allerlei Informationen über den gesuchten Komponisten, aber auch einiges zum Thema Bachblütentherapie, Infos zur Schlagersängerin Christina Bach, die Homepage des Elektrogeschäfts Bach in Idar-Oberstein etc.

Tabelle 3.2. Finanzielle Leistungen der Studienförderungswerke auf einen Blick (monatlich)

Grundstipendium (familienabhängig)	Bis zu 525 Euro
Krankenversicherung	Bis zu 45 Euro
Pflegeversicherung	8 Euro
Familienzuschlag	155 Euro
Büchergeld	80 Euro

✓ Checkliste Lesen eines Artikels
- Sobald man sich entschieden hat, dass ein Artikel tatsächlich relevant ist, dann tut man gut daran, noch mal ganz von vorne anzufangen und den Artikel doch etwas gründlicher zu lesen. Dabei gilt:
- 1. **Abstract** immer ganz lesen. Gründlich lesen! Wenn sich schon im Abstract herausstellt, dass der Artikel nicht so recht interessant ist, dann hat sich das Weiterlesen schon meist erübrigt.
- 2. **Einleitung** lohnt sich, v. a. um die Thematik in einen Gesamtzusammenhang einzuordnen. Wenn sich der Autor Mühe gegeben hat, ist die Einleitung wie ein kleiner Review-Artikel zum jeweiligen Thema – und damit die reinste Schatzkiste an Information! Gerade in den Einleitungen findet man häufig Informationen und Zitationen, die man selbst beim Schreiben der eigenen Dissertation wieder gut gebrauchen kann.

ⓘ Vorsicht Falle
Gerade beim Lesen der Diskussion sollte man immer extrem vorsichtig sein. Viele Autoren neigen dazu, sich selbst und ihre Ergebnisse maßlos zu überschätzen (tun wir das nicht irgendwie alle?). Unerfahrene Leser lassen sich hier schnell Zusammenhänge vorgaukeln, die manchmal mehr als fragwürdig erscheinen. Deshalb: Kritisch lesen! Ein gesundes Maß an Misstrauen dem Autor gegenüber schadet hier meistens nicht.

Inhaltsverzeichnis

1	**Die Entscheidung**	1
1.1	Ja oder nein?	1
1.2	Wann?	7

2	**Die Suche**	11
2.1	Was will ich?	12
2.2	Was geht?	13
2.3	Woher nehmen, wenn nicht stehlen?	19
2.4	Wer ist der Richtige?	23
2.5	Was sag ich bloß?	28
2.6	Ist sie's oder ist sie's nicht?	33

3	**Die Vorarbeit**	35
3.1	Wie geh' ich's an?	36
3.2	Wer zahlt?	40
3.3	Recherchieren, aber wie?	47
3.4	Lesen? Gern! Aber was?	57

4	**Die Arbeit an sich**	65
4.1	Jetzt geht's los – echt?	66
4.2	Gut betreut?	71
4.3	Wie, schon so lange?	77
4.4	Warum mache ich das eigentlich?	83

5	**Das Schreiben**	87
5.1	Wissenschaftlich schreiben – ich?	88
5.2	Wie viel Format?	95
5.3	Worum geht's?	107
5.4	Was wurde gemacht?	109
5.5	Was kam heraus?	112
5.6	Was heißt das?	115
5.7	Und was noch?	118
5.8	Zu guter Letzt?	124

6 Ergebnisse »verkaufen« 127
6.1 Wie halte ich einen guten Vortrag? 128
6.2 Wohin fahre ich denn nur? 132
6.3 Warum ein Poster? 134
6.4 Wow, ein Paper? 138

7 Das Finale 147
7.1 Wie läuft das eigentlich? 148
7.2 Dr. med. – was nun? 152

Anhang 155
A1 Synonyme: abwechslungsreich scheiben 156
A2 Webtipps: Surfen für die Promotion 158
A3 Impact Factor-Übersicht 161
A4 Sachverzeichnis 167

1 Die Entscheidung

1.1 Ja oder nein? – 2

1.2 Wann? – 7

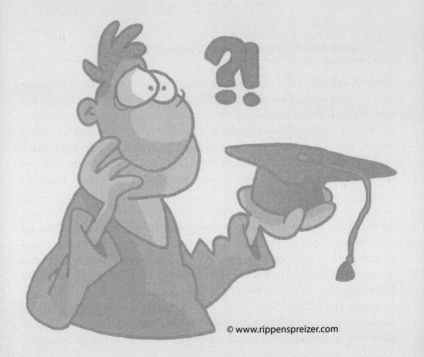

© www.rippenspreizer.com

1.1 Ja oder nein?

▪▪▪ Und vor allem: warum?

Man kann nicht alle Leben leben, die man leben könnte.
(Hilde Domin)

Im Medizinstudium wie im Leben kommen wir immer wieder an »**Wegkreuzungen**«, an denen wir uns entscheiden müssen, welchen Weg wir gehen wollen. »Man kann nicht alle Leben leben, die man leben könnte.« Manchmal muss man sich entscheiden, und im Nachhinein ist es müßig, darüber nachzudenken, wie es wohl gewesen wäre, wenn man sich anders entschieden hätte. Deshalb ist es vielleicht umso wichtiger, an den großen Wegkreuzungen einen Moment länger innezuhalten und zu bedenken, welcher Weg in welche Richtung führt und welche Konsequenzen das für einen selbst, für das Leben an sich und – da wir hier über das Medizinstudium im Allgemeinen und die Doktorarbeit im Speziellen reden – für die berufliche Karriere haben könnte.

1.1.1 Medizinisch promovieren in Deutschland

Bestandsaufnahme. Gerade in den vergangenen Jahren wurde der **Stellenwert** medizinischer Dissertationen heiß diskutiert. In Deutschland werden pro Jahr 25000 bis 30000 Promotionen abgeschlossen, wobei die meisten Doktorarbeiten an medizinischen Fakultäten absolviert werden. Das hat v. a. damit zu tun, dass bei Medizinern der Doktortitel vor dem Namen auch heute noch »einfach dazugehört«, manche behaupten ja gar, ein Arzt ohne »Dr.« sei kein richtiger Arzt. Somit wird die Frage nach dem Titel zu einer Frage des Prestiges.

Promovieren, weil es alle tun? Nach wie vor promovieren in Deutschland gut zwei Drittel aller Medizinstudenten. Viele von ihnen tun dies v. a. aus einem Grund: weil es sich so gehört und weil die anderen es ja auch alle tun. Doch dies ist eine schlechte **Motivation**, und ganz sicher eine, die nicht lange trägt. Vor Beginn einer Dissertation sollten Sie sich gründlich überlegen, ob Sie die Strapazen und Mühen dieser Arbeit auf sich nehmen wollen. Es handelt sich hierbei um eine Entscheidung, die über Ihr Leben der kommenden Monate und Jahre entscheiden wird. Ob es sich tatsächlich lohnt, all die Zusatzarbeit, die

1.1 · Ja oder nein?

Frustration, die Belastung auf sich zu nehmen, **nur** um den Titel führen zu können, sollte gründlich und mit Ruhe überlegt sein.

Und damit sind wir schon wieder beim Bild von der Wegkreuzung. Klar, wer heute schon weiß, dass er später mal in der Forschung arbeiten will, mit gewisser Wahrscheinlichkeit eine Karriere an einer **Uniklinik** anstreben wird oder sich zumindest diese Option so lange wie möglich offen halten will, dem sei mit Nachdruck zu einer Dissertation geraten. Umfragen bei Chefärzten an deutschen Universitätskliniken haben gezeigt, dass dort nach wie vor auf eine abgeschlossene Promotion außerordentlich viel Wert gelegt wird – mehr noch als auf Berufseinstiegsalter, Abschlussnoten oder Ähnliches. Wenn Sie sich auf der anderen Seite heute aber schon ganz sicher sind, dass Sie keine Lust haben auf Karriere-Rangelei an der Uniklinik, wenn Sie genau wissen, dass Sie einfach nur ein guter Arzt sein wollen und geradlinig auf die **Niederlassung** hinarbeiten, dann sollten Sie sich die Mühe machen, sich folgende Frage ruhig auch zwei- oder dreimal zu stellen: Lohnt sich der enorme Aufwand, der mit der Anfertigung einer Dissertation verbunden ist, für mich wirklich?

Auf keinen Fall soll hier jedoch der Eindruck entstehen, die Anfertigung einer medizinischen Dissertation sei eine bloße Aneinanderreihung von Qualen, Frustrationen und Tiefschlägen. Für viele Doktoranden ist es eine wunderbare, neue **Herausforderung**, mit der sie sich konfrontiert sehen. Die Welt der Forschung bietet phantastische Möglichkeiten, aus dem Studienalltag auszubrechen und sich neue wissenschaftliche Horizonte zu eröffnen. Haben Sie nach einigen Jahren Studium einfach mal Lust, zwischendurch etwas komplett anderes zu tun? Endlich mal nicht nur ständig Bücher lesen, sich Wissen in den Kopf reinhämmern und das bei irgendwelchen mehr oder weniger sinnvollen Prüfungen brav wiedergeben? Wollen Sie selbst endlich mal wieder aktiv werden? Suchen Sie die Herausforderung? Dann sollten Sie sich besser heute als morgen auf die Suche nach einem passenden Thema für Ihre medizinische Promotion machen.

Der Zuspruch ehemaliger Doktoranden sollte Ihnen diesbezüglich **Mut** machen. Wissenschaftler der Medizinischen Hochschule Hannover haben in einer groß angelegten Studie Promovierende in Bezug auf deren **Erfahrungen** rund ums Thema Dissertation befragt (Weihrauch et al. 2003). 90% der Promovierenden halten das Erstellen einer Promotionsarbeit für persönlich sinnvoll und würden jüngeren Kommilitonen ebenfalls zu einer Dissertation raten. 79% würden ein vergleichbares Thema empfehlen, 77% sogar den gleichen Betreuer. Das zeugt davon, dass die Mehrheit der Studenten gute Erfahrungen während der Zeit der Promotion macht. Relativierend muss diesbezüglich nur angeführt werden, dass Weihrauch et al. Promovierende bei Abgabe der fertig gestellten Arbeit befragten, also zu einem Zeitpunkt, an welchem große Erleichterung in Anbetracht des erreichten Zieles herrscht. Deshalb dürften die Antworten etwas positiver ausgefallen sein, als wenn man zu einem anderen Zeitpunkt befragt hätte.

Im Rahmen der genannten Studie wurde auch gefragt, wie die Promovenden die Bedeutsamkeit der Dissertation für das **Verständnis** und die **Interpretation** wissenschaftlicher Ergebnisse einschätzen (◘ Abb. 1.1). Die überwiegende Mehrheit der Doktoranden sieht auf diesem Gebiet beträchtliche Zugewinne, v. a. in der Fähigkeit, wissenschaftliche Ergebnisse und Veröffentlichungen zu beurteilen und zu bewerten. 90% aller Doktoranden sind der Meinung, nach Fertigstellung der Dissertation Publikationen besser beurteilen zu können als zuvor. Etwa 70% fühlen sich sicherer und souveräner im Umgang mit eigenen Versuchsergebnissen und deren Interpretation. Und mehr als 50% sind darüber hinaus der Meinung, Fortschritte in Sachen Verständnis und Einschätzung der Relevanz statistischer Methoden gemacht zu haben.

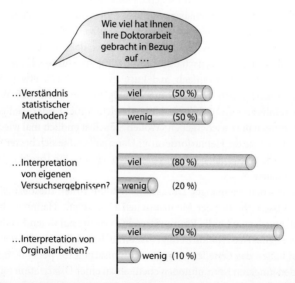

◘ **Abb. 1.1.** Einschätzung der Bedeutung der Dissertation für Verständnis und Interpretation wissenschaftlicher Ergebnisse (modifiziert nach Weihrauch et al. 2003).

1.1 · Ja oder nein?

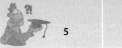

Damit wird deutlich, dass die medizinische Dissertation dem Studenten nicht nur die Möglichkeit zu einer vertieften, eigenständigen Beschäftigung mit einer wissenschaftlichen Fragestellung bietet, sondern darüber hinaus **Schlüsselqualifikationen** vermittelt, die im heutigen Arztberuf unabdingbar sind. Im Zeitalter der Evidence based Medicine muss schließlich jeder Arzt die Fähigkeit besitzen, kritisch mit Originalarbeiten umgehen und diese bewerten zu können. Wer selbst einmal wissenschaftlich gearbeitet hat, kann weit besser einschätzen, was hinter der einen oder anderen Studie steckt und mit Hilfe welcher Versuche und statistischer Methoden diese entstanden ist und ausgewertet wurde. Dies führt dazu, dass jede Dissertation an sich schon eine Zusatzqualifikation darstellt. Und ganz gleich, auf welche Stelle Sie sich später einmal bewerben sollten – Uniklinik oder Wald- und Wiesenkrankenhaus – wenn der Chefarzt vierzig Bewerbungen für eine Stelle auf dem Tisch liegen hat, dann wird er vielleicht manchen der Ärzte ohne Promotion gleich mal unter den Tisch fallen lassen. Zwar besteht sicher nicht jeder Chefarzt auf den Titel, aber dennoch gerät man in Erklärungsnot, wenn man keinen hat.

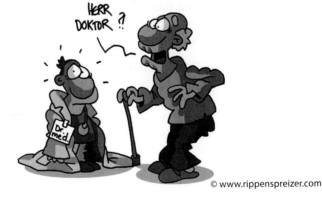

© www.rippenspreizer.com

🔵 Für Durchblicker

»**Evidence based medicine**«. »EBM ist der gewissenhafte und vernünftige Gebrauch der gegenwärtig besten externen wissenschaftlichen Evidenz für Entscheidungen in der Versorgung individueller Patienten. EBM bedeutet die Integration individueller klinischer Expertise mit der bestmöglichen externen Evidenz aus systematischer Forschung. Expertise spiegelt sich auch

▼

in der Berücksichtigung der besonderen Situation, der Rechte und Präferenzen von Patienten wider.« (David L. Sackett)
»Evidenz« (dt.) = Offensichtlichkeit, Augenscheinlichkeit
»evidence« (engl.) = Nachweisbarkeit, Belegbarkeit

Was ist mit denen, die keinen Titel haben? Es lohnt sich nachzufragen, was denn eigentlich mit denjenigen ist, die keinen Titel haben. Diesbezüglich wird schnell klar, dass es sich bei den meisten nicht um eine bewusste Entscheidung handelt. Eine Studie der Universität Erlangen hat gezeigt, dass fast 90% der Mediziner ohne Doktortitel mindestens einen Promotionsversuch unternommen haben. Nur ganze 4% hatten nie die Absicht zu promovieren. Die meisten haben ihre Doktorarbeit abgebrochen, weil sie schlecht betreut waren oder die zeitliche Planung nicht stimmte (Weihrauch et al. 2000).

Bei allem **Für und Wider**, Hin und Her, ob oder ob nicht sei an dieser Stelle darauf hingewiesen, dass Sie am Ende die Entscheidung wahrscheinlich doch aus dem Bauch heraus treffen werden. Fühlen Sie sich bereit, das Unternehmen »Dissertation« anzugehen? Haben Sie Lust, Ihr eigenes Projekt zu beforschen? Lust, Freude und Motivation sind sicherlich die besten und wunderbarsten Voraussetzungen. Trauen Sie sich! Ich wünsche Ihnen allen denkbaren Erfolg!

1.1.2 2066 Stunden für die Forschung

Zeitfaktor Promotion. Eine Doktorarbeit anzufertigen bedeutet immer einen zeitlichen Mehraufwand. Dadurch bleibt auf der einen Seite weniger Zeit für das eigentliche Studium, auf der anderen Seite opfern Studierende in großem Umfang Freizeit für die Beschäftigung mit »ihrem« wissenschaftlichen Thema. Wie viel Zeit aber genau »draufgeht« für die Doktorarbeit, konnte bislang immer nur vage geschätzt werden. Doch auch hierzu haben Weihrauch et al. die medizinischen Promovenden befragt. Von den Befragten wurden für die Dissertation im Mittel 2066 Stunden über 107 Wochen bei einer wöchentlichen Belastung von 20,3 Stunden aufgebracht. 2066 Stunden entsprechen bei der gegenwärtigen Jahresarbeitszeit eines Industriearbeiters in Deutschland (1557 Stunden) der Arbeitszeit von 1,3 Jahren. Interessant ist v. a. auch, wie sich diese Zeit auf die verschiedenen Phasen der Promotionsarbeit verteilt (◘ Abb. 2).

Von den Befragten gaben rund 50% an, die Anfertigung einer Dissertation reduzierte den Vorlesungsbesuch, ein Drittel berichtete über eine reduzierte

1.2 · Wann?

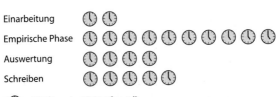

Abb. 1.2. Durchschnittlicher Zeitaufwand für die verschiedenen Phasen der Promotionsarbeit (modifiziert nach Weihrauch et al. 2003).

Kursvorbereitung. In etwa einem Fünftel der Fälle verminderte die Anfertigung der Dissertation die Prüfungsvorbereitung. Letztlich führt die Anfertigung einer Dissertation häufig zum Verschieben von Examina. Etwa ein Drittel aller medizinischen Promovenden verschiebt das Examen aufgrund des Schreibens der Dissertation um 1-2 Semester. Bei denjenigen, die mit Abschluss ihres Studiums ihre Doktorarbeit bereits abgeschlossen haben, dürfte dieser Anteil entsprechend höher liegen. Dies macht einmal mehr deutlich, dass die bloße Betrachtung der Studiendauer über die Qualität, Zielstrebigkeit und den Ehrgeiz eines Medizinstudenten wenig auszusagen pflegt.

1.2 Wann?

■■■ Auf der Suche nach dem goldenen Moment

Stellen Sie sich vor: Sie hatten sich für einen Abend das neue Auto Ihres Vaters ausgeliehen. Beim Einparken in der Stadt haben Sie einen Straßenpoller geschrammt, und nun findet sich eine prächtige Delle in der in Wagenfarbe – anthrazitschwarz-metallic – lackierten Stoßstange. Sie sitzen am folgenden Morgen mit Ihren Eltern am Frühstückstisch und warten auf den »goldenen Moment«, um Ihrem Vater das Missgeschick zu gestehen – richtig: Goldene Momente gibt's im Leben so gut wie nie!

Das Gute an Ihrem »Unternehmen Doktorarbeit« ist, dass es sich hierbei glücklicherweise nicht um ein außerordentlich unangenehmes Unterfangen handelt. Kurz gesagt: solange es Ihnen unangenehm ist, eine Doktorarbeit anzugehen, solange ist der richtige Zeitpunkt noch nicht gekommen. Falls Sie aber ein gutes Gefühl haben, wenn Sie an eine mögliche Doktorarbeit denken, sobald Sie ein

Thema gefunden haben, welches in Ihnen die Lust weckt, anzufangen, dann ist genau der richtige, der »goldene« Zeitpunkt da. Dann sollten Sie's wagen.

Die Frage ist jedoch vielmehr: Wann sollten Sie anfangen zu suchen? Wann ist der richtige Zeitpunkt, sich überhaupt mit dem Gedanken zu befassen, eine Doktorarbeit zu beginnen? Kurz gesagt: **Je früher, desto besser!** Das gilt zumindest für die Zeit nach der Vorklinik. In den ersten vier Semestern sollten Sie sich darauf konzentrieren, Ihrem weiteren Werdegang eine solide fachliche Grundlage zu schaffen. Ihr Hauptaugenmerk sollte darauf liegen, Ihr Studium zu meistern, alle Prüfungen und Testate gut zu bestehen, sich gut auf das Physikum vorzubereiten, nebenbei all die Freiheiten des Studentenlebens auszukosten und Ihre Kommilitonen kennen zu lernen. Bedenken Sie Folgendes: Falls Sie den Partner fürs Leben noch nicht gefunden haben, ist das Studium sicher die ideale Zeit dafür. Danach wird's ganz bestimmt ungleich schwerer (und die Auswahl ungleich geringer)!

Umso mehr sollten Sie sich jedoch **ab dem 5. Semester** mit dem Thema »Doktorarbeit« beschäftigen. Nach bestandenem Physikum können Sie in aller Regel in Sachen Studium einen Gang tiefer schalten und haben nun ausreichend Zeit, sich nebenher ein wenig umzuschauen und umzuhören. Bis zum nächsten großen Examen sind noch acht Semester Zeit! Etwaige Pläne, den Studienort zu wechseln, sollten nun auch erledigt sein – die Schaltstelle zwischen Vorklinik und Klinik ist hierfür ein idealer Zeitpunkt. Fangen Sie nun zügig und ernsthaft an, nach einer Arbeit zu suchen!

> **ⓘ Vorsicht Falle**
>
> Wer am Ende seines Studiums die Doktorarbeit nicht in »**trockenen Tüchern**« hat, der kann ganz heftig ins Schlingern geraten! Es muss Ihr zwingendes Ziel sein, Ihre Arbeit mit Beginn des Praktischen Jahres beendet zu haben. Das heißt, dass sowohl alle Daten erhoben als auch die Arbeit geschrieben sein sollte. Letzte Korrekturen können noch während des PJs durchgeführt werden. Spätestens mit Beginn Ihrer Tätigkeit als Assistenzarzt sollte Ihre Arbeit ins Promotionsverfahren eingereicht sein. Wenn Sie erstmal als Arzt im Arbeitsalltag stecken, wird es Ihnen kaum noch möglich sein, die Arbeit unter vernünftigen Umständen abzuschließen.

1.2 · Wann?

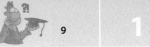

Früh übt sich, wer ein Dr. werden will. Weniger als die Hälfte der medizinischen Doktoranden schafft es, mit Ende des Studiums die Arbeit abgeschlossen zu haben. Das liegt v. a. daran, dass viele Studenten schlichtweg zu spät beginnen, sich nach einer Doktorarbeit umzuschauen bzw. falsche Vorstellungen vom zeitlichen Rahmen ihrer Arbeit haben. Oft genug werden ihnen allerdings auch falsche zeitliche Vorstellungen von Seiten der Betreuer und Doktorväter vorgegaukelt. Experimenteller Teil in vier Monaten? Fertige Doktorarbeit in einem halben Jahr? Vergessen Sie's! Solche Angebote sind unseriös und widersprechen jeder guten Erfahrung. Wie lange es dauert, bis Sie Ihre Arbeit fertig gestellt haben, ist zum einen natürlich stark von der Arbeit an sich abhängig, zum anderen auch von Ihnen und Ihrem Fleiß, letztlich aber allzu häufig auch einfach nur eine Frage Ihres Glücks. Manchmal klappen Experimente auf Anhieb, manchmal kommen Unwägbarkeiten dazwischen, und das Ganze verzögert sich um Monate. Alles in allem ist ein Zeitrahmen von 1–2 Jahren zur Datenerhebung und 4–12 Monaten zum Schreiben der Arbeit sicherlich realistisch.

Wie lange Sie für die Arbeit insgesamt brauchen, ist letztlich auch stark davon abhängig, ob Sie vieles parallel zum Studium erledigen oder ob Sie sich für bestimmte Abschnitte der Dissertation (meist die Datenerhebung) ein oder zwei Freisemester nehmen. Es sei an dieser Stelle schon darauf hingewiesen, dass insbesondere das »Schreiben« der Arbeit nicht einfach nur »nebenher« laufen kann. Für diese Phase sollten Sie sich unbedingt Freiräume schaffen bzw. vorhandene Freiräume nutzen. Sobald Sie nach Abschluss der Datenerhebung freie Wochen zur Verfügung haben (möglichst zwei Wochen und mehr), sollten Sie diese nutzen, um an Ihrer Dissertation zu schreiben. Die erste Version der Dissertation sollte mit Auswertung der Ergebnisse und Diskussion vor dem PJ fertig sein. Gelingt dies, ohne ein zusätzliches Freisemester einzulegen, dann ist das natürlich ideal.

Tabelle 1.1. Zeitliche Richtlinien für die einzelnen Abschnitte der Doktorarbeit

Erkundigungen, Umhören	3 Monate
Einlesen, Einarbeiten	1–2 Monate
Datenerhebung	8–24 Monate
Auswertung der Daten	1–4 Monate
Schreiben der Arbeit (Vollzeit)	3–4 Monate
Insgesamt	14–40 Monate

> **Der heiße Tipp**
>
> **Abschluss der Dissertation.** Falls Sie Ihre Dissertation **vor Beginn des PJs** noch nicht abgeschlossen haben, sollten Sie sich ernsthaft überlegen, ob es sich nicht lohnt, den Beginn des PJs nach hinten zu verschieben und zuvor die Dissertation abzuschließen. Sie werden es im Nachhinein kaum bereuen, denn nach Abschluss der Arbeit können Sie sich mit vollem Elan in die neuen Herausforderungen stürzen – und die haben es in sich: PJ, Examen, erste Anstellung. Während all diesem wird es Ihnen mit Sicherheit nicht leicht fallen, »nebenher« noch »schnell« die Doktorarbeit fertig zu schreiben.

Nach der Studie von Weihrauch et al. 2003 liegt das durchschnittliche Alter der Promovenden bei Abgabe der Arbeit bei den Männern bei 31,7 Jahren, bei den Frauen bei 29,7 Jahren. Das mag Ihnen hoch vorkommen, hat aber v. a. damit zu tun, dass sich gerade die »letzten« Phasen der Arbeit, nämlich das Schreiben und die Korrekturen, oft unnötig in die Länge ziehen. Der Satz »Ich muss jetzt **nur noch** zusammenschreiben.« ist deshalb schon eine Farce an sich. Setzen Sie sich als Ziel, dass **Sie** es schaffen, bevor Sie 31,7 (bzw. 29,7) Jahre alt sind. Je früher Sie mit der Dissertation anfangen, desto größer sind Ihre Chancen, dass Sie dieses Ziel erreichen.

2 Die Suche

2.1 Was will ich? – 12

2.2 Was geht? – 13

2.3 Woher nehmen, wenn nicht stehlen? – 19

2.4 Wer ist der Richtige? – 23

2.5 Was sag ich bloß? – 28

2.6 Ist sie's oder ist sie's nicht? – 33

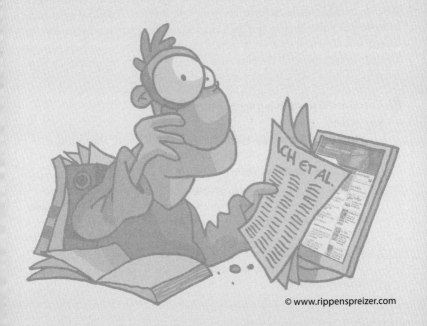

© www.rippenspreizer.com

2.1 Was will ich?

■■■ Auf der Suche nach dem eigenen Weg

Bitte halten Sie kurz inne, bevor Sie sich überstürzt auf die Suche nach Ihrem Promotionsthema machen. Am besten suchen Sie sich ein ruhiges Plätzchen, an dem Sie nicht gestört werden. Sie brauchen dort nichts als ein weißes Blatt, einen Stift und eine halbe Stunde Zeit. Was erwarten Sie von der Doktorarbeit? Wo sind Sie jetzt und wo sehen Sie sich in zehn Jahren? Eine halbe Stunde Brainstorming könnte Ihnen dabei helfen, diese Träume wahr werden zu lassen.

Es ist ganz wichtig, dass Sie sich klar machen, was Sie eigentlich wollen und suchen, **bevor** Sie überhaupt anfangen, nach einer passenden Doktorarbeit zu suchen. Wenn Sie sich im Voraus ein wenig Zeit nehmen und klar Ihre **Ziele definieren**, dann können Sie in vielerlei Weise davon profitieren. Zum einen können Sie die Suche gezielter angehen, können sich unnötige Termine und Vorstellungsgespräche sparen. Zum anderen laufen Sie weniger Gefahr, eine für Sie unpassende Arbeit anzunehmen und diese womöglich nach einigen Wochen oder gar Monaten frustriert wieder abzubrechen. Zuletzt wird es auch bei etwaigen Vorstellungsgesprächen einen guten Eindruck machen, wenn Sie wissen, was Sie wollen. Auf einer sachlichen und ehrlichen Grundlage können Sie dann entscheiden, ob die eine oder andere Arbeit für Sie persönlich Sinn macht.

✓ Checkliste Brainstorming vor Beginn der Suche

- ✓ Was will ich?
    - Was **erwarte** ich von der Arbeit? Herausforderung, Spaß, Machbarkeit, Überschaubarkeit?
    - Was ist mir **wichtig**? Klinische Bezüge und Patientenkontakt? Unabhängigkeit von äußeren Faktoren wie Patienten, Krankenschwestern, Labormitarbeitern? Arbeit im Team? Einbindung in eine große Arbeitsgruppe? Kann ich mir vorstellen, ein Jahr lang »von morgens bis abends« im Labor zu stehen?
    - **Wozu** soll die Doktorarbeit gut sein? Will ich v. a. schnell und einfach den Titel? Oder soll die Doktorarbeit das »Sprungbrett« sein in eine wissenschaftliche Karriere?

▼

- Wie wichtig ist mir die **Benotung**?
- **Wohin** will ich später einmal? Kleines Kreiskrankenhaus oder Uniklinik?
- In welche **Disziplin** will ich später einmal? Könnte die Doktorarbeit ein erster Schritt in diese Richtung sein?

✓ Wer bin ich?
- Was bin ich selbst bereit zu geben? Was kann und will ich **investieren**?
- Wo liegen meine Stärken und wo meine Schwächen? Wofür habe ich mich während des bisherigen Studiums am meisten **interessiert**? Klinik oder doch eher Grundlagenforschung?
- Wie viel **Zeit** bin ich bereit zu investieren? Wäre ich bereit, ein oder zwei Freisemester zu nehmen, um »Vollzeit« an der Doktorarbeit zu arbeiten?
- Wie plane ich den weiteren **Verlauf** meines Studiums? Wann will ich ins PJ? Wann will ich mein Staatsexamen machen? Plane ich einen Auslandsaufenthalt? Wäre es sinnvoll, diesen zu absolvieren, bevor ich mich an eine Doktorarbeit binde und dadurch weniger flexibel und weniger mobil werde?

2.2 Was geht?

■■■ Typologie medizinischer Doktorarbeiten

Man unterscheidet klassischerweise drei **Haupttypen** medizinischer Doktorarbeiten: experimentelle Arbeiten, klinische Arbeiten und theoretische Arbeiten. Es ist wichtig, diese Nomenklatur zu kennen, denn sie bietet bei der Suche eine erste Orientierung innerhalb der ganzen Vielfalt angebotener Arbeiten.

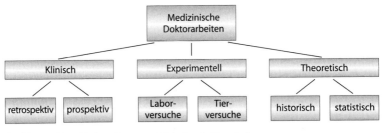

◘ Abb. 2.1. Verschiedene Arten medizinischer Doktorarbeiten.

2.2.1 Experimentelle Arbeiten

Es handelt sich hierbei v. a. um Arbeiten in der biomedizinischen Grundlagenforschung. Experimentelle Arbeiten sind **immer prospektiv** angelegt, d. h. sie fußen nicht auf der Auswertung bereits vorhandenen Datenmaterials (wie das bei retrospektiven Studien der Fall ist), sondern sind dahingehend angelegt, neues Wissen explorativ zu generieren und wissenschaftliche Hypothesen zu überprüfen. Das nötige Datenmaterial wird im Verlauf der Arbeit gewonnen.

Sie finden experimentelle Arbeiten in den Labors und Arbeitsgruppen zahlreicher Kliniken und Institute, v. a. aber auch an sämtlichen Instituten der medizinischen **Grundlagenforschung** wie etwa der Anatomie, Biochemie, Humangenetik etc. Darüber hinaus werden experimentelle Arbeiten an nichtuniversitären Forschungseinrichtungen (Max-Planck-Institute, Fraunhofer-Institute etc.) angeboten.

Oft handelt es sich bei den experimentellen Arbeiten um besonders anspruchsvolle Arbeiten. Sie sind häufig auf einen zeitlichen Rahmen von zwei bis drei Jahren angelegt und meist nicht ohne zusätzliche Freisemester zu bewältigen. Dafür bekommt man dann aber auch meist gute bis sehr gute Noten (cum laude bis summa cum laude, ▶ Kap. 7.1). Experimentelle Arbeiten sind die Arbeiten der Wahl für all diejenigen, die eine universitäre Karriere anstreben oder gar erwägen, nach dem Studium ganz in die Forschung zu gehen.

> **◉ Vorsicht Falle**
>
> Experimentelle Arbeiten haben die geringste Aussicht auf **Fertigstellung**. Weniger als 50% der Arbeiten führen tatsächlich ans Ziel. Wer gar eine neue Methode einführen will, sollte ganz besonders vorsichtig sein, denn die Erfolgsquote liegt hier sogar unter 10%. Der Betreuungsbedarf ist gerade bei experimentellen Arbeiten sehr hoch. Umso mehr Augenmerk sollten Sie in diesem Fall bei der Auswahl der Arbeit auf Betreuer und Doktorvater legen. Eine hohe Frustrationstoleranz ist sozusagen Grundvoraussetzung für alle, die eine experimentelle Arbeit antreten.

2.2.2 Klinische Arbeiten

Klinische Doktorarbeiten sind gut geeignet für alle Studenten, die auch im Rahmen ihrer Dissertation nicht den **Bezug zum Patienten** und zur ärztlichen Tätigkeit an sich verlieren wollen. Der Bezug zum Patienten ist dabei direkt, manchmal aber auch nur indirekt (z. B. über Patientenakten, Röntgenbilder o. Ä.) vorhanden. Man unterscheidet im Wesentlichen prospektive und retrospektive klinische Arbeiten – je nachdem, ob die Daten bereits erhoben sind und »nur noch« ausgewertet werden müssen (retrospektiv) oder ob von einer Hypothese ausgehend neue Daten erhoben werden (prospektiv).

Es ist zu beachten, dass **retrospektive Studien** nicht zur Prüfung von Hypothesen geeignet sind, sondern lediglich Hypothesen generieren können. Das liegt darin begründet, dass die Kontrolle der Qualität der vorhandenen Daten nur in begrenztem Maße möglich ist. Retrospektive Studien erzielen meist Noten im Bereich von rite und cum laude. Der große Vorteil retrospektiver Studien liegt in der Tatsache begründet, dass man sich als Doktorand die Arbeitszeiten meist frei einteilen kann. »Papier ist geduldig«, und sowohl am Abend als auch am Wochenende kann man locker mal ein paar Akten durcharbeiten und kommt bei ausreichend Selbstdisziplin somit Schritt für Schritt voran. Das Hauptproblem retrospektiver Studien ist meist die mangelhafte Qualität der vorhandenen Daten. Problematisch wäre etwa eine unterschiedlich gute Dokumentation der Eingangsdiagnosen und späteren Therapieempfehlungen, wenn nicht immer ein abschließender Arztbrief aufgefunden werden kann. Gegebenenfalls muss man mit dem Betreuer jede Akte einzeln durchsprechen, wenn dem Doktoranden die Erfahrung fehlt, aus den Rohdaten die Diagnosegruppe abzuleiten. Die Auswertung erfordert oft eine sehr intensive Zusammenarbeit mit den Biomathematikern.

> **Der heiße Tipp**
>
> **Retrospektive Studie.** Falls Sie eine retrospektive Studie zu Ihrer Dissertationsarbeit machen wollen, dann sollten Sie unbedingt **vor Antritt** der Arbeit einige Dinge abklären:
> - Wie viele Daten liegen vor und in welcher Form?
> - Wie kommen Sie an die Akten ran?
> - Wie vollständig sind die Akten und wie gut sind die einzelnen Fälle dokumentiert?
>
> ▼

> Es ist von großem Vorteil, wenn Sie noch vor Antritt der Arbeit einen Biomathematiker aufsuchen und ihn zur geplanten Studie um Rat fragen. Er wird Ihnen sagen können, ob anhand der vorliegenden Unterlagen überhaupt signifikante Ergebnisse zu erzielen sind.

Im Gegensatz zu retrospektiven Studien sind **prospektive klinische Studien** sehr wohl geeignet, um Hypothesen zu klinisch-medizinischen Fragestellungen zu überprüfen. Der Goldstandard für gute klinische Studien sieht folgendermaßen aus: randomisiert, (placebo-)kontrolliert und möglichst doppelblind. Wer eine solche Studie in Angriff nimmt, muss sich bewusst sein, dass dies fast immer einen enormen zeitlichen Aufwand bedeutet (in der Regel zwei bis drei Jahre). Je nach Qualität und methodischer Originalität können hier aber (genau so wie bei experimentellen Arbeiten) gute bis hervorragende Noten erzielt werden (cum laude bis summa cum laude). Da es sich bei prospektiven klinischen Studien meist um Studien »am Patienten« handelt, ist in der Regel eine Genehmigung durch die Ethik-Kommission der Universität einzuholen.

🛈 Für Durchblicker

Ethik-Kommission. Ethik-Kommissionen haben die Aufgabe, Patienten, die an Forschungsprojekten teilnehmen, zu schützen und vor unzumutbaren Belastungen zu bewahren. Sie haben darüber hinaus den Auftrag, die ärztlichen Wissenschaftler zu beraten und ihnen Wege aufzuzeigen, die die klinische Forschung in einer Art und Weise ermöglichen, die einerseits Studienergebnisse liefert, welche zum Fortschritt der Medizin beitragen, die aber auf der anderen Seite auch die teilnehmenden Patienten vor zu großen Risiken und Belastungen schützt.

In Deutschland haben die Ethik-Kommissionen einen durch den Gesetzgeber und die Berufsordnung für Ärzte definierten Auftrag und werden nach Landesrecht eingesetzt. 1979 empfahl die Bundesärztekammer die Bildung von Ethik-Kommissionen. Beim 88. Deutschen Ärztetag wurden diese 1985 als ein Soll, 1988 dann sogar als ein Muss vorgeschlagen und in die Musterberufsordnung für Ärzte aufgenommen.

✓ Checkliste Prospektive klinische Studie

- ✓ **Wie viele Patienten** werden benötigt, um statistisch relevante Ergebnisse zu erzielen? (Abklären mit dem Biomathematiker)
- ✓ Wie viele Patienten mit der entsprechenden Krankheit stellen sich pro Jahr **an der Klinik** vor?
- ✓ In welchem **zeitlichen Rahmen** werden die benötigten Patienten des Untersuchungskollektivs zusammenkommen?
- ✓ Ist der Antrag an die **Ethik-Kommission** bereits gestellt bzw. genehmigt?

Prospektive klinische Studien sind der ärztlichen Tätigkeit am nächsten. Sie haben einen direkten Bezug zur klinischen Tätigkeit und stellen in der Regel einen guten Kompromiss zwischen wissenschaftlicher Herausforderung und Realisierbarkeit für den medizinischen Doktoranden dar. Wichtig ist eine gute Kooperation mit Stationsärzten und Schwestern, um möglichst lückenlos über neue, relevante Patienten im Krankenhaus informiert zu werden. Problematisch ist manchmal die Abhängigkeit vom Patienten – insbesondere dann, wenn aufwendige Nachfolgeuntersuchungen benötigt werden.

2.2.3 Theoretische Arbeiten

Zu den »theoretischen Arbeiten« zählen alle Dissertationen an den Instituten für Geschichte der Medizin, Medizintheorie und Medizinethik bzw. Arbeiten, die sich v. a. mit medizinischer Informatik oder auch Statistik beschäftigen. Diese Arbeiten erfordern in der Regel ein besonders intensives **Literaturstudium** und werden daher auch ab und an als »Literaturarbeiten« bezeichnet. Der große Vorteil solcher Arbeiten liegt in der Unabhängigkeit von Labors und Patienten. Der Doktorand kann sich seine Zeit frei einteilen und profitiert von einem hohen Maß zeitlicher wie räumlicher Unabhängigkeit.

Theoretische Arbeiten lassen sich (besser als alle anderen Dissertationen) **studienbegleitend** durchführen. Sie nehmen dann in der Regel zwei bis drei Jahre in Anspruch. Wer sich jedoch Freisemester nimmt, kann theoretische Arbeiten manchmal auch in einem Jahr komplett durchziehen. Alle Noten sind möglich. Die Bewertung ist v. a. von Originalität, wissenschaftstheoretischer Exzellenz und Sorgfalt im Umgang mit Literatur und Quellenangaben abhängig.

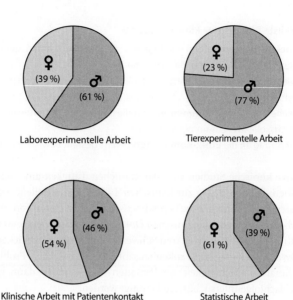

◘ Abb. 2.2. Art der Doktorarbeit in Abhängigkeit vom Geschlecht (modifiziert nach Weihrauch et al. 2003).

> **Der heiße Tipp**
>
> Theoretische Arbeiten haben die größte Aussicht auf Erfolg und die geringsten Abbrecherquoten. Etwa 70% werden fertig gestellt.

Nach Weihrauch et al. (2003) werden 4% aller Doktorarbeiten an theoretischen Instituten angefertigt. 17% aller Arbeiten werden an klinisch-theoretischen Instituten abgelegt. Die große Mehrheit der medizinischen Doktorarbeiten wird jedoch nach wie vor an klinischen Instituten durchgeführt (69%). Interessant ist die Tatsache, dass die Art der gewählten Arbeit zwischen den Geschlechtern deutlich variiert. Studentinnen befassen sich weit häufiger mit Patientenuntersuchungen und statistischen Themen, wohingegen männliche Studenten bei typischen Laboruntersuchungen und ganz besonders bei tierexperimentellen Arbeiten die Oberhand haben (◘ Abb. 2.2).

2.3 Woher nehmen, wenn nicht stehlen?

▪▪▪ Wie man sich ein Thema sucht

Manchem Medizinstudenten geht es bei der Suche nach dem »perfekten Promotionsthema« wie einem Betrunkenen bei der Suche nach seinem Haus: Er kann es nicht finden, aber er weiß ganz sicher, dass es existiert.
(frei nach Voltaire)

Sie sollten sich eines von Anfang an bewusst machen: Die Festlegung auf ein Thema entscheidet über den Verlauf der Ihnen bevorstehenden Monate und Jahre! Also nehmen Sie dies nicht allzu locker und lassen Sie sich ausreichend viel Zeit. Vor allem: lassen Sie sich nicht unter Druck setzen und fällen Sie keine Entscheidung, um anderen einen Gefallen zu tun. Diese Entscheidung müssen Sie alleine für sich treffen. Und dennoch: Seien Sie mutig! Sie allein haben es in der Hand! Was Sie suchen, lässt sich finden. Ich helfe Ihnen dabei.

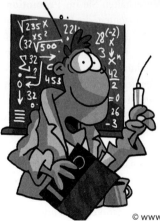

© www.rippenspreizer.com

Augen und Ohren offen halten. Das haben Sie im Lauf Ihres Studiums ja sicher schon gelernt – und das gilt in besonderem Maße auch für die Suche nach einer Doktorarbeit. Viele Doktorarbeiten finden sich durch Zufall und nicht aufgrund großartiger Suchstrategien. Deshalb lohnt es sich, mit offenen Augen und Ohren durch die Uni zu laufen. Häufig werden Dissertationen durch **Aushänge** am Schwarzen Brett im Hörsaalbereich angeboten. Es lohnt sich sicherlich auch, einfach mal die verschiedenen Kliniken abzufahren und vor den Hörsälen nach solchen Aushängen zu suchen. Eine wunderbare Informationsquelle ist nach wie vor die berühmt berüchtigte »**Buschtrommel**«. Hören Sie sich einfach mal bei älteren Kommilitonen um. Mancher, der bereits eine Doktorarbeit begonnen hat, weiß von weiteren interessanten zu vergebenden Themen.

> **Vorsicht Falle**
> Viele Institute und Kliniken haben es »gar nicht nötig«, ihre Dissertationsthemen durch **Aushänge** bekannt zu geben. Je größer die Nachfrage von Seiten der Studenten bei einem bestimmten Betreuer, desto geringer dessen Aufwand, zu vergebende Themen auszuhängen oder anzupreisen!

An manchen Universitäten erhalten Sie im **Promotionsbüro** des Dekanats Listen mit den Namen aller Dozenten, die Dissertationen zu vergeben haben. Diese Listen nennen darüber hinaus meist die Hauptforschungsinteressen der entsprechenden Dozenten. Bequemer ist in der Regel die Suche über das **Intranet** des Universitätsklinikums bzw. über die Internet-Seite der Universität. Häufig findet sich hier ein Bereich, in welchem gerade zu vergebenden Arbeiten mit Ansprechpartnern aufgelistet werden. Und selbst wenn Sie nichts unter der Kategorie »zu vergebende Dissertationen« finden, bleibt immer noch die Möglichkeit, sich im **Internet** über die verschiedenen Kliniken, deren Forschungsinteressen und Arbeitsgruppen zu informieren. Oft ist das der erste wichtige Schritt auf der Suche nach einer Doktorarbeit.

Da die wenigsten Medizinstudenten bereit sind, für die Dissertation den Studienplatz zu wechseln, ist es von entscheidender Bedeutung, sich darüber klar zu werden, was »vor Ort« angeboten wird und welche Forschungsschwerpunkte die jeweiligen Kliniken und Institute haben. Mit diesem Wissen kann man dann die Suche viel gezielter angehen. Es lohnt sich, gleich auch einen Blick auf das aktuelle Publikationsverzeichnis der entsprechenden Abteilung zu werfen. Dieses gibt Auskunft darüber, wie erfolgreich die Forschung der Gruppe in den vergangenen Jahren war.

2.3 · Woher nehmen, wenn nicht stehlen?

Wer eine bestimmte Arbeitsgruppe oder einen bestimmten Dozenten als möglichen Betreuer ins Auge gefasst hat, ist schon einen Schritt weiter. Es geht jetzt darum, Kontakt aufzunehmen. Die beste Möglichkeit hierzu wäre sicherlich, den entsprechenden Dozenten nach einer **Vorlesung** persönlich anzusprechen und nach möglichen Dissertationsthemen zu fragen. Auch hier gilt wieder: Nur Mut! Er wird sich sicherlich geschmeichelt fühlen, von Ihnen diesbezüglich angesprochen zu werden. Falls sich aber die Variante »Vorlesung« nicht anbietet, dann lohnt sich gewiss der Weg in die entsprechende Klinik bzw. das entsprechende Institut. Das gilt genauso, wenn Sie noch keinen konkreten Betreuer, wohl aber einen gewissen Fachbereich ins Auge gefasst haben. Vor Ort fragen Sie am besten im **Sekretariat** nach zu vergebenden Arbeiten oder erkundigen sich bei der Sekretärin, wie Sie am besten mit den Forschungsgruppenleitern in Kontakt treten können. Vielleicht haben Sie Glück und die Sekretärin ist bereit, Sie gleich zu den entsprechenden Dozenten zu führen und vorzustellen.

Im Grunde genommen gibt es zwei unterschiedliche Arten, sich eine Doktorarbeit zu suchen. Entweder man sucht primär ein Thema und schaut sich danach erst den Betreuer der entsprechenden Arbeit an, oder man überlegt im ersten Schritt, bei welchem Betreuer man gerne eine Dissertation anfertigen würde und erkundigt sich anschließend, welche Themen dieser »Wunsch-Betreuer« anzubieten hat. Beide Suchstrategien sind gangbar. Welche Strategie Sie persönlich bevorzugen, ist wohl reine Geschmackssache.

🌐 Für Durchblicker

Doktorarbeiten »sonst wo«. Auch außerhalb des universitären Dunstkreises sind Doktorarbeiten zu vergeben! Trauen Sie sich ruhig, auch mal rechts und links der von Ihren Kommilitonen vorgetrampelten Pfade zu gehen! Man denke hierbei etwa an Arbeiten in:

- **Lehrkrankenhäusern** der Universität. Oft werden hier gute klinische Arbeiten mit exzellenter Betreuung angeboten. Gerade in Hinsicht auf eine spätere Anstellung als Assistenzarzt kann es extrem wertvoll sein, hier frühzeitig gute Kontakte zu knüpfen.
- **außeruniversitären Forschungseinrichtungen** wie etwa Max-Planck-Instituten oder Fraunhofer-Instituten. Diese bieten in der Regel besonders hochwertige experimentelle Arbeiten in der medizinischen Grundlagenforschung an – sehr interessant für hoch motivierte Studenten, die sich

▼

vorstellen können, später mal in die Forschung zu gehen bzw. für alle, die gedenken, eine universitäre Karriere anzustreben.
- der **Industrie**, etwa in der Pharmabranche oder bei einem Biotech-Unternehmen. Diese Arbeiten zeichnen sich meist durch eine straffe Zeitplanung aus und sind oft exzellent betreut, da das Unternehmen ein großes Interesse daran hat, dass rasch gute Ergebnisse erzielt werden. Auch in Sachen Finanzierung muss man sich hier keine Sorgen machen. Das Unternehmen wird dafür sorgen, dass während Ihres Projektes die Forschungsgelder nicht ausgehen – und vielleicht werden Sie für Ihre Arbeit sogar mit einem kleinen Gehalt entschädigt.
- **anderen Ländern**. Auch dies ist eine Variante für die Hochmotivierten unter uns. Gerade die USA sind als Land der unbegrenzten Möglichkeiten immer wieder das Ziel forschender Jungmediziner. Dort kann man häufig in international zusammengesetzten Teams und intellektuell anregender Atmosphäre gute Forschung betreiben – und »en passant« hat man die Möglichkeit, gleich noch sein Englisch aufzubessern und ein neues Land kennen zu lernen.

In seltenen Fällen hat der Medizinstudent selbst ein Thema, über das er gerne promovieren würde. Er muss sich dann mit seinem **eigenen Themenvorschlag** auf die Suche nach einem geeigneten Doktorvater machen, der bereit ist, dieses Thema zu betreuen.

> **Vorsicht Falle**
> Für eine experimentelle Arbeit wird dieser Weg besonders schwierig sein, denn meist haben die entsprechenden Arbeitsgruppen ja ein ganz bestimmtes, eng umgrenztes Forschungsgebiet, und es ist beinahe unmöglich, hier mit einem ganz neuen Thema »von außen« einzusteigen.

Bei klinischen Arbeiten ist dieser (besondere) Weg schon eher vorstellbar und im Bereich theoretischer oder historischer Arbeiten ganz gewiss eine Anfrage wert.

Checkliste Themensuche

- ✓ Aushänge im Hörsaalbereich
- ✓ Aushänge in Kliniken und Instituten
- ✓ Freunde und Kommilitonen fragen
- ✓ Intranet des Klinikums
- ✓ Homepages der Kliniken im Internet
- ✓ Dozenten nach Vorlesung fragen
- ✓ in den Sekretariaten der Kliniken und Institute nachfragen
- ✓ Lehrkrankenhäuser
- ✓ außeruniversitäre Forschungseinrichtungen
- ✓ Industrie
- ✓ Ausland
- ✓ eigenen Themenvorschlag entwickeln und Betreuer suchen.

2.4 Wer ist der Richtige?

■■■ **Die Auswahl von Betreuer und Doktorvater**

Junger, aufstrebender Medizinstudent sucht verständnisvollen, gutmütigen, intelligenten, begeisterungsfähigen, hoch motivierten Doktorvater mit Renommee, der für seine Doktoranden nicht nur immer ein offenes Ohr, sondern v. a. auch reichlich Zeit hat und somit eine intensive Betreuung garantiert.

(Chiffre 0815-4711)

Vielleicht ist es leichter, den Partner fürs Leben zu finden als den idealen Doktorvater. Wenn man sich bei Doktoranden der Medizin nämlich umhört, dann sind leider nur die wenigsten so richtig zufrieden mit dem Ihrigen. Nur allzu häufig kommen einem Klagen über mangelhafte Betreuung zu Ohren. Eine groß angelegte Umfrage des Promovierenden-Netzwerks **Thesis** im Jahr 2004 brachte diesbezüglich erschreckende Zahlen hervor. Jeder fünfte Doktorand in Deutschland jammert, dass sich sein Professor mit dem Thema der Dissertation zu wenig auskennt. Jeder vierte schimpft darüber, dass sein Betreuer schlecht vorbereitet zu den gemeinsamen Besprechungen kommt. Bei jedem siebten Doktoranden fallen diese Treffen sogar komplett aus. Viele werden von ihren Professoren überhaupt nicht betreut. Doktorvater gleich Rabenvater – das muss nicht sein! Es gibt einige wesentliche Tipps, die man

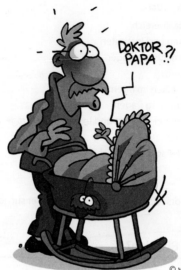

© www.rippenspreizer.com

sich vor der Entscheidung für den einen oder gegen den anderen zu Herzen nehmen sollte.

Die **bürokratischen Voraussetzungen** an einen Doktorvater sind glücklicherweise denkbar gering. Er muss im Grunde genommen nur zwei kleine Bedingungen erfüllen: er muss habilitiert sein, und er sollte einen Lehrauftrag an der Uni haben, an der Sie selbst immatrikuliert sind. Es kommen also theoretisch alle Professoren und Privatdozenten der Medizin Ihrer Heimatuniversität als potenzielle Doktorväter in Frage. Und auch hier gilt wieder: diese finden sich nicht nur im unmittelbaren universitären Umfeld! Vielmehr gehören dazu auch Dozenten an Lehrkrankenhäusern, in Industrie und Forschungseinrichtungen.

Falls Sie bei einem Professor promovieren wollen, der seinen Lehrauftrag **an einer anderen deutschen Uni** hat, dann müssen Sie Ihren Studienort wechseln, d. h. Sie müssen sich an Ihrer Heimat-Uni exmatrikulieren und sich an der entsprechenden Hochschule einschreiben. Eine andere Möglichkeit wäre, dass Sie an Ihrer eigenen Hochschule einen Dozenten finden, der bereit ist, eine fremd betreute Arbeit zu unterstützen. Dann können Sie an die fremde Hochschule gehen, dort die Experimente (oder Erhebungen) für Ihre Dissertation anfertigen und nach Abschluss Ihrer Arbeit die Dissertation mit Hilfe des »Betreuers vor Ort« an Ihrer Heimatuniversität einreichen.

2.4 · Wer ist der Richtige?

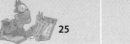

Das gleiche gilt für Dissertationen, die **im Ausland** angefertigt wurden. Auch in diesem Fall müssen Sie einen Betreuer an Ihrer Heimatuniversität finden. Sie würden gerne im Ausland forschen, wissen aber nicht, wie Sie etwas Passendes finden sollen? In diesem Fall lohnt es sich, einfach im entsprechenden Fachgebiet Ihrer Heimatuniversität nachzufragen. Häufig bestehen gute Beziehungen zu ausländischen Forschungseinrichtungen – meist über ehemalige Studien- oder Arbeitskollegen. Vielleicht lässt sich auf diesem Weg ein entsprechender Forschungsaufenthalt für Sie arrangieren. In diesem Fall hätten Sie sogar zwei Fliegen mit einer Klappe geschlagen, denn der Betreuer »vor Ort« in Deutschland dürfte wohl auch gleich feststehen.

2.4.1 Professor oder Privatdozent?

Reine Geschmackssache. Ob man sich besser einen alteingesessenen Professor oder lieber einen jungen, aufstrebenden Privatdozenten als Doktorvater sucht, ist eine häufig gestellte, aber nicht ganz so einfach zu beantwortende Frage. Beides hat seine Vor- und Nachteile.

> **Vorsicht Falle**
> Sie lesen den folgenden Text auf eigene Gefahr. Es handelt sich hierbei um **Schwarz-Weiß-Malerei**. Bei Risiken und Nebenwirkungen fragen Sie am besten Ihren gesunden Menschenverstand.

Warum ein Professor? Für den (bestenfalls sogar berühmten) Professor sprechen in vielen Fällen die Reputation und das Renommee. Das führt manchmal dazu, dass dessen Zöglinge auch Jahrzehnte nach Abschluss der Dissertation noch stolz darauf hinweisen, bei welcher Koryphäe sie doch promoviert haben. Ein gewisser Bekanntheitsgrad des Doktorvaters kann, gerade innerhalb der Universität, sicherlich auch nicht schaden. Immerhin ist Ihr Doktorvater ja auch Ihr Erstgutachter – und auf das Urteil eines hoch geschätzten, alt gedienten Professors wird vielleicht mehr Wert gelegt als auf das eines unerfahrenen PD-»Frischlings«. Darauf sollten Sie sich jedoch nicht unbedingt verlassen. Sie wissen ja: Wer angesehen und berühmt ist, hat meist auch viele Neider, die ihm diesen Erfolg missgönnen.

Für den erfahrenen Betreuer spricht jedoch, dass er seinen »ureigenen« Fachbereich meist sehr gut überblicken und einschätzen kann. Seine Ratschläge zeichnen sich durch den großen Erfahrungsschatz aus, auf dem sie gründen. Auf der anderen Seite sollten Sie bedenken, dass ein solcher Doktorvater vielleicht gar nicht so viel Zeit hat, Ihnen Ratschläge zu erteilen. Je mehr Ämter Ihr Doktorvater innehat, je mehr seine Meinung in der Welt der Wissenschaft gefragt ist, desto voller ist sein Terminkalender – und desto weniger Zeit bleibt in der Regel für Sie. Weiterhin besteht die Tendenz, dass Arbeiten bei alt gedienten Doktorvätern vielleicht weniger innovativ in der Themenstellung ausfallen. Hier werden Sie den Satz »Das haben wir aber schon immer so gemacht.« häufiger hören als bei einem jungen, vor neuen Ideen geradezu überschäumenden Privatdozenten.

Warum ein Privatdozent? Damit wären wir bei den Gründen, warum es Sinn machen könnte, sich einen jungen Privatdozenten als Doktorvater zu suchen. Er ist in gewisser Weise noch »unverbraucht«, innovativ, einfallsreich, flexibel und experimentierfreudig. Sollte er ein besonders helles Köpfchen sein und auf dem besten Weg zur großen Karriere, dann könnten Sie als Doktorand Wegbegleiter dieses Erfolgs sein. Jüngere Privatdozenten haben meist nicht gar so viele Doktoranden, und damit bleibt mehr Zeit, gründlich zu betreuen. »Professoren-Doktorväter« betreuen ohnehin sehr selten persönlich. Stattdessen wird viel eher ein Assistenzarzt oder ein Post Doc im Labor Ihre Betreuung übernehmen. Bei einem Privatdozenten besteht eher noch die Möglichkeit, dass er Sie persönlich betreut. Allerdings müssen Sie bei einem Doktorvater, der sich erst noch »auf dem Weg zum Gipfel« befindet, Abstriche in Sachen Renommee machen. Dies kann sich bei der Verteidigung Ihrer Doktorarbeit bemerkbar machen, aber auch bei dem Versuch, Ihre Ergebnisse in Form eines Artikels in einem angesehenen Journal unterzubringen. Der Name eines (v. a. über Ländergrenzen hinweg) bekannten Professors in der Autorenliste kann einem schon mal Türen zu Zeitschriften öffnen, die einem sonst eher versperrt blieben.

Wie Sie sich letztlich entscheiden, ist wohl reine Geschmackssache. Viel eher sollten Sie Ihre Entscheidung für oder gegen einen Doktorvater von Ihrem »Bauchgefühl« und einem ersten Gespräch abhängig machen als von der Frage, ob denn nun schon der »Prof.« vor dem Namen steht oder nicht.

2.4.2 Worauf Sie wirklich achten sollten

Lassen Sie sich nichts vormachen. Bei der Entscheidung für oder gegen einen potenziellen Doktorvater kommt gerade dem ersten Gespräch mit ihm eine ganz entscheidende Bedeutung zu. Wie schnell können Sie einen **Termin** bekommen? Wenn Sie vier Wochen auf das Gespräch warten müssen, dann können Sie sich vorstellen, wie es später ablaufen wird, wenn Sie mal einen Termin brauchen. Haben Sie hingegen rasch einen Termin bekommen, werden dann aber versetzt oder müssen zum verabredeten Zeitpunkt länger als eine halbe Stunde warten, dann sollten Sie sich ernsthaft Gedanken darüber machen, ob diese Person eine gute Betreuung Ihrer Doktorarbeit gewährleisten kann.

Achten Sie beim ersten Gespräch intensiv auf Ihr Gegenüber. Sicherlich haben Sie ausreichend **Menschenkenntnis**, um einschätzen zu können, ob hier mit offenen Karten gespielt wird oder ob Ihnen nur leere Versprechungen gemacht werden. Macht Ihnen der potenzielle Doktorvater von sich aus das Angebot, mit anderen Mitgliedern der Arbeitsgruppe oder ehemaligen Doktoranden zu sprechen, dann ist dies immer ein gutes Zeichen. Versucht er jedoch, Ihnen auszureden, einen solchen Kontakt zu suchen, dann sollten Sie stutzig werden.

In jedem Fall ist es ratsam, mit aktuellen oder **ehemaligen Doktoranden** Ihres möglichen Doktorvaters und/oder Betreuers zu sprechen – am besten nicht direkt in der Klinik oder im Labor, sondern »auf neutralem Boden«. Laden Sie ein oder zwei Doktoranden auf einen Kaffee ein! So erfahren Sie in entspannter Atmosphäre, was Sie zu erwarten haben – und haben im Fall einer positiven Entscheidung schon erste Kontakte geknüpft.

Und wenn Sie gerade vor Ort sind (nicht im Café, sondern im Institut), dann werfen Sie doch gleich mal einen Blick in die institutseigene Bibliothek. Sicher finden Sie dort die Dissertationen ehemaliger Doktoranden. Über die Art der Betreuung lassen sich den **Danksagungen** meist interessante Informationen entnehmen. Hier gilt es ein wenig »zwischen den Zeilen« zu lesen. Wenn Sie aber erstmal fünf bis sechs Danksagungen gelesen haben, dann wissen Sie ganz sicher, »wie der Hase läuft«.

Zu guter Letzt lohnt sich der Blick auf das **Publikationsverzeichnis** Ihres möglichen Doktorvaters. Wie viel wurde in den vergangenen Jahren veröffentlicht und in welchen Zeitschriften? Es macht sich immer bezahlt, bei einem Doktorvater zu promovieren, der noch »auf dem aufsteigenden Ast« ist. Wurden vor 15 Jahren mal ein paar großartige Artikel publiziert, jetzt aber seit drei

Jahren keine einzige Veröffentlichung mehr zu Stande gebracht, dann könnte es sein, dass dieser Dozent seine besten Jahre einfach schon hinter sich hat.

✅ Checkliste Doktorvater
- ✓ Fachgebiet
- ✓ Reputation
- ✓ Publikationen
- ✓ Persönlichkeit, Wesenszüge
- ✓ Wie schnell bekommen Sie einen Termin?
- ✓ Eindruck beim ersten Gespräch
- ✓ Urteil ehemaliger Doktoranden
- ✓ Danksagungen in fertigen Dissertationen

2.5 Was sag ich bloß?

■■■ Das erste Gespräch mit dem potenziellen Doktorvater

Sobald Sie ein Thema gefunden haben, mit dem Sie liebäugeln, wird es Zeit für Ihr erstes Date. Im ersten Gespräch entscheidet sich, wie es für Sie beide weitergeht. Liebe auf den ersten Blick? Oder bekommen Sie doch kalte Füße?

Zunächst ist es Ihre Aufgabe, mit dem möglichen Betreuer oder Doktorvater einen **Termin** auszumachen. Falls sich die Gelegenheit bietet, ist es immer die beste (weil persönlichste) Variante, ihn direkt anzusprechen und um einen Termin zu bitten. Falls das nicht möglich ist, sollten Sie telefonisch einen Gesprächstermin vereinbaren. Das erste Gespräch dient (beiden Seiten) v. a. dem wechselseitigen Kennenlernen. Gleichzeitig ist es in der Regel das alles entscheidende Gespräch. Sie sollten deshalb immer sehr gut vorbereitet in dieses Gespräch gehen! Überlegen Sie sich im Voraus genau, was Sie sagen wollen, was Sie wissen wollen und was Sie sich von der Arbeit überhaupt erwarten.

✅ Checkliste Erstes Gespräch
- ✓ Wer wird mein **Gesprächspartner** sein? Wie ist sein korrekter Titel? Was ist das Hauptforschungsgebiet seiner Arbeitsgruppe? Was hat er in den vergangenen zwei Jahren veröffentlicht?
▼

2.5 · Was sag ich bloß?

- ✓ Wie lautet das ausgeschriebene/zu vergebende **Thema**? Wie ist dieses (etwa) thematisch einzuordnen?
- ✓ Was sind meine persönlichen **Erwartungen** an diese Arbeit? Was will ich damit erreichen?
- ✓ Was genau bin **ich** dafür bereit zu geben?
- ✓ Wie sieht meine **Zeit**planung aus? Wann will ich Examen machen? Welchen zeitlichen Rahmen setze ich mir selbst für diese Arbeit?
- ✓ Wäre ich bereit, für diese Arbeit vom Studium auszusetzen und wenn ja, wie lange?

Wenn es dann so weit ist und das Gespräch unmittelbar bevorsteht, seien Sie ganz unverkrampft und natürlich. Achten Sie auf ein gepflegtes Äußeres. Manche Professoren oder Dozenten legen darauf durchaus Wert. Und selbst wenn nicht – es kann in keinem Fall schaden. Durch angemessene Kleidung können Sie zugleich ausdrücken, dass es Ihnen mit dieser Sache wichtig ist und dass Sie das Ganze ernst nehmen. Es muss ja nicht gleich ein Anzug oder das »kleine Schwarze« sein.

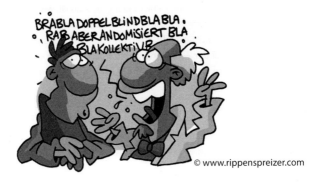

© www.rippenspreizer.com

Seien Sie unbesorgt und machen Sie sich im Voraus nicht gar zu viel Stress. Es ist nicht nötig, dass Sie sich wochenlang die Nächte um die Ohren schlagen, um sich in das Thema einzulesen. Es wird niemand von Ihnen erwarten, dass Sie sich schon beim ersten Gespräch bis ins Detail mit der Materie auskennen. Viel wichtiger ist es, im Gespräch offen und interessiert zu sein und diese Offenheit auch zu vermitteln. Sollten Sie aber während des Gesprächs spüren, dass diese Arbeit wider Erwarten überhaupt nicht in Frage kommt, dann seien Sie so fair und heucheln nicht ein Interesse vor, das gar nicht existiert.

Damit ersparen Sie sich und Ihrem Gegenüber eine Menge an Unannehmlichkeiten.

Was genau bespricht man in einem solchen Erstgespräch? Welche Fragen sollte man stellen? Überlegen Sie im Voraus, was Sie von dem Gespräch erwarten. Erstellen Sie einen persönlichen Fragenkatalog. Welche Fragen wollen Sie beantwortet haben, wenn Sie aus dem Gespräch gehen? Prinzipiell sollten folgende Themenbereiche in jedem Fall angesprochen werden: Thema, Zeitvorstellung, Arbeitsaufwand, Benotung und Veröffentlichung, Teamarbeit, Organisation.

Für Durchblicker
Wichtige Fragen für das erste Gespräch

1. Thema
– Wie genau lautet das Thema?

Wenn man das Thema nicht in einen einzigen Satz packen kann, dann ist das ein Zeichen dafür, dass noch nicht klar umrissen ist, was in Ihrer Doktorarbeit genau bearbeitet werden soll. Kann Ihr Gesprächspartner die Frage nach dem Thema gar nicht beantworten und behauptet stattdessen: »Das sehen wir dann im Lauf der Zeit, wenn wir erstmal ein paar Experimente gemacht haben.« (oder so ähnlich), dann sollten Sie unbedingt die Finger von dieser Arbeit lassen!

2. Zeit
– Wie sieht der zeitliche Rahmen für diese Arbeit aus?
– Sollte man für die Arbeit vom Studium aussetzen? Wenn ja, wie lange? Und wann?

Selbstverständlich kann der zeitliche Rahmen im Voraus immer nur geschätzt werden. Schließlich ist es auch immer von Ihrem persönlichen Arbeitseinsatz und v. a. von Ihrem Glück abhängig, wie schnell es voran geht. Dennoch dürfen Sie getrost 50% auf die zeitlichen Vorstellungen Ihres Gesprächspartners draufschlagen, um eine realistische Vorstellung zu bekommen.

▼

2.5 · Was sag ich bloß?

3. Aufwand
- Mit welchem Arbeitsaufwand ist zu rechnen?
- Gibt es »Kernarbeitszeiten«, zu denen Ihre Anwesenheit erwartet wird?
- Lassen sich diese Vorstellungen mit Ihrem Studium/Ihrem Stundenplan vereinbaren?

4. Erfolg
- Für wie bedeutsam hält der Betreuer das Thema?
- Welche Bewertung ist denkbar? Welche Note ist das angestrebte Ziel des Betreuers?
- Wie sieht es mit den Chancen auf eine Veröffentlichung aus? Wie steht der Betreuer zum Thema »Erstautorschaft«?

Es wäre unseriös, würde Ihr Gesprächspartner Ihnen eine bestimmte Note »garantieren«. Aber er sollte schon eine Vorstellung davon haben, ob man mit Bearbeitung der Fragestellung nur ein »rite« anstrebt oder ob etwa ein »magna cum laude« im Bereich des Möglichen ist.

Auch in Sachen Veröffentlichung sollten Sie sich nichts vormachen lassen. Betreuer, die Ihnen einen »nature«-Artikel versprechen, gehören wohl eher in die Kategorie »Nepper, Schlepper, Bauernfänger« als zur Gruppe der seriösen Wissenschaftler. Bekommen Sie hingegen die Antwort: »Erstautor wird, wer am meisten zum Artikel beigetragen und wer den Artikel geschrieben oder zumindest mitgeschrieben hat.«, dann sind Sie richtig und dürfen eine faire Betreuung und Zusammenarbeit erwarten.

5. Team
- Wie groß ist die Arbeitsgruppe? Wie ist die Gruppe aufgebaut?
- Gibt es noch andere Doktoranden? An welchen Themen arbeiten diese Doktoranden? Gibt es thematische Überschneidungen?

6. Sonstiges
- Wie ist das Institut strukturiert? Gibt es regelmäßige Fortbildungen und Seminare?
- Wie ist die Arbeitsgruppe organisiert? Wie funktioniert die Kommunikation innerhalb der Arbeitsgruppe? Gibt es regelmäßige Besprechungen oder Teamsitzungen?

▼

- Wie sieht es mit der Finanzierung Ihrer Versuche/Studien aus? Ist das Projekt finanziell abgesichert?
- Ist die Betreuung vor Ort gesichert oder droht ein Ortswechsel, etwa wenn der Betreuer einen Ruf an eine andere Uni bekommt?

Letztere Frage ist v. a. bedeutsam, wenn es sich bei Ihrem Betreuer um einen Privatdozenten handelt. Privatdozenten sind meist auf der Suche nach einer Anstellung als Professor und bewerben sich auf Stellen an verschiedensten Orten. Droht ein Ortswechsel während der Zeit Ihrer Dissertation? Was wäre, wenn es zu einem Ortswechsel käme? Wäre Ihre Betreuung vor Ort dann trotzdem gesichert? Nach Durchführung des experimentellen Teils Ihrer Arbeit bzw. nach Durchführung der Studie ist ein Ortswechsel nicht mehr so schwerwiegend. Schreiben können Sie auch alleine und die neueste Fassung Ihrer Arbeit können Sie locker per e-Mail zur Korrektur an Ihren Betreuer/Doktorvater schicken. Droht allerdings ein Wechsel während des experimentellen Teils, dann müssen Sie abwägen. Gegebenenfalls müssten Sie den Ortswechsel mitmachen und in einer anderen Stadt weiterstudieren. Wäre Ihnen Ihre Doktorarbeit das wert?

8. **Extra**
Es folgen Fragen, die sich konkret auf Ihre Arbeit beziehen. Bei einer experimentellen Arbeit könnte das sein: Sind die Methoden, die verwendet werden sollen, im Labor etabliert oder nicht? Bei einer klinischen, retrospektiven Studie sollten Sie immer fragen, wie viele Daten in welcher Form vorliegen und wie gut diese Daten dokumentiert bzw. aufbereitet sind. Bei einer klinischen, prospektiven Studie ist es entscheidend zu fragen, in welchem Zeitrahmen wohl ausreichend Patienten rekrutiert werden können, um statistisch relevante Ergebnisse zu erzielen.

Aus dem Bauch heraus. Wichtig am Ende des Gesprächs ist immer das Bauchgefühl. Stellen Sie sich ernsthaft die Frage, ob Sie mit diesem Menschen die kommenden Monate und Jahre gerne zusammenarbeiten würden. Er wird immerhin **der** fachliche Ansprechpartner in diesem wichtigen Lebensabschnitt für Sie sein. Bedenken Sie, dass Sie beim ersten Gespräch noch keine Entscheidung treffen müssen. Erbitten Sie sich etwas Bedenkzeit (es sei denn, Sie sind ganz sicher, dass Sie ablehnen wollen). Ein bis zwei Wochen sind realistisch. Wenn Sie weiterhin Interesse an der Arbeit haben, bitten Sie Ihren Betreuer um eine kleine Literaturliste, um einen ersten Einblick in die Thematik zu bekommen.

> **Der heiße Tipp**
>
> **Bewerbung.** Es ist von großem Vorteil, wenn Sie zu Ihrem Erstgespräch eine **schriftliche Bewerbung** mitbringen. Nicht selten kümmert man sich tagelang um ein Gespräch mit dem »Traum-Doktorvater«, wird dann nach einer ersten Unterredung mit dem Satz »Leider habe ich im Moment keine Arbeit zu vergeben.« nach Hause geschickt. Wenn Sie aber ein paar Wochen später wieder anklopfen, stellen Sie erschüttert fest, dass ein anderer Doktorand an dem für Sie vorgesehenen Thema arbeitet.
>
> Das hat damit zu tun, dass Themen oft recht kurzfristig entstehen und dann auch schnell vergeben werden. Wahrscheinlich hat Sie der Doktorvater ein paar Wochen vorher nicht angelogen. Als dann aber ein neues Thema entstand, waren Sie schon wieder vergessen (weil keine Unterlagen von Ihnen vorlagen), und es hat einfach einer zugeschlagen, der zur richtigen Zeit am richtigen Ort war…
>
> Deshalb sollte man optimalerweise zu einem Vorstellungsgespräch ein Bewerbungsschreiben mit Lebenslauf mitbringen. Dabei kann man noch mal auf die schriftlich fixierten Kontaktdaten verweisen. Somit hat der Doktorvater nach dem Gespräch nicht nur einen persönlichen Eindruck, sondern auch gleich etwas »schwarz auf weiß«. Dies kann er ggf. mit einer Empfehlung an seine Arbeitsgruppenleiter weitergeben, verbunden mit der Anfrage nach interessanten Themen.
>
> Investieren Sie also einen Nachmittag in die Erstellung einer formschönen und individuellen Bewerbung! Es lohnt sich!

2.6 Ist sie's oder ist sie's nicht?

■■■ Wie man sich letztlich für eine Arbeit entscheidet

Der Tag der Entscheidung naht. Sagen Sie »ja«? »In guten wie in schlechten Tagen«? Trauen Sie sich! Aber gehen Sie vorher noch mal kurz mit sich selbst in Klausur und fragen Sie sich ein letztes Mal, ob es auch wirklich »die Richtige« ist.

Zu einhundert Prozent sicher sein können Sie natürlich nie. Und im Endeffekt bleibt es auch immer eine Entscheidung »aus dem Bauch heraus«. Dennoch sollten Sie sich, bevor Sie zusagen, gründlich informiert haben. Sie sollten zumindest ein Gespräch mit dem möglichen Doktorvater und (falls nicht identisch) mit dem möglichen Betreuer geführt haben. Haben Sie sich mal das Institut, Ihren neuen Arbeitsplatz und Ihre neuen Kollegen angesehen? Ein Gespräch mit ehemaligen Doktoranden ist ein absolutes Muss! Sinnvoll vor der Entscheidung ist immer auch ein erstes Gespräch mit einem Biostatistiker. Damit können Sie sich frühzeitig viel Ärger ersparen (▶ Kap. 3.1). Wenn Sie zu guter Letzt auch schon ein wenig Literaturstudium zum Thema betrieben haben, dann sind Sie wirklich reif für die Entscheidung.

✓ Checkliste Entscheidung

- ✓ Ist das Thema klar **definiert**?
- ✓ **Interessiert** mich das Thema wirklich? Was Sie nicht wirklich brennend interessiert, taugt als Thema nicht!
- ✓ Gibt es einen realistischen **Zeitplan** und kann ich diesen erfüllen?
- ✓ Komme ich mit Betreuer und Doktorvater **persönlich** gut zurecht?
- ✓ Stimmen die **Zielvorstellungen** des Doktorvaters mit den meinen für diese Arbeit überein?
- ✓ Was passiert, wenn die Arbeit kein **Ergebnis** liefert?
- ✓ Wie ist mein **Bauchgefühl**?

Und einen allerletzten Tipp gebe ich Ihnen noch mit auf den Weg. Es ist dies die entscheidende Message, die »Goldene Regel«, basierend auf den bitteren Erfahrungen dutzender leidgeprüfter Doktoranden-Jahrgänge:

Der heiße Tipp

Eine gute **Betreuung** ist hundertmal wichtiger als ein noch so großartiges Thema!

---

3 Die Vorarbeit

3.1 Wie geh' ich's an? – 36

3.2 Wer zahlt? – 40

3.3 Recherchieren, aber wie? – 47

3.4 Lesen? Gern! Aber was? – 57

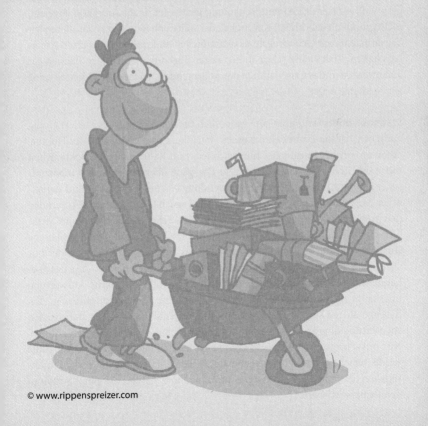

© www.rippenspreizer.com

3.1 Wie geh' ich's an?

■■■ Vorschläge zur gelungenen Organisation

Immer wieder machen medizinische Doktoranden den Fehler und arbeiten »einfach mal drauf los«. Im Lauf der Monate und Jahre sammelt sich dann meist eine Flut von Informationen und Daten in etwaigen Ordnern, Stapeln, Kisten, und wenn es endlich so weit ist und es »ans Schreiben geht«, weiß keiner mehr, wie genau die Experimente durchgeführt wurden, wo welche Daten abgeheftet sind usw.

»Organisation ist das halbe Leben« – und es ist ganz sicher auch ein großer Teil der Doktorarbeit. Wer sich auf halber Strecke nicht grün und schwarz ärgern will, weil er am Anfang schlampig gearbeitet, nicht sorgfältig abgelegt, nicht gründlich Laborbuch geführt hat, der sollte sich möglichst vom allerersten Tag an an ein paar Grundregeln des gründlichen und wohl organisierten Arbeitens halten. Vieles kann schon in den ersten Tagen in die richtigen Bahnen gelenkt werden und erspart damit in den kommenden Wochen und Monaten eine ganze Menge Ärger.

Statistik von Anfang an. Ganz wesentlich für den Erfolg Ihres Dissertationsvorhabens ist die Einbeziehung eines Statistikers vom ersten Tag der Doktorarbeit an. Früher oder später muss sich jeder im Rahmen seiner Doktorarbeit mit Zahlenwerten auseinandersetzen. Der ganz überwiegende Teil medizinischer Doktorarbeiten muss unter Anwendung biomathematischer und statistischer Methoden ausgewertet werden. Dabei machen ganz viele Doktoranden den großen Fehler, dass sie sich erst **nach** dem Erheben der Daten und Messwerte an die Biomathematiker wenden, um im Hinblick auf eine statistische Auswertung Ihrer Ergebnisse beraten zu werden. Dabei kommt es leider nur allzu oft zum bösen Erwachen. Immer wieder stellt sich heraus, dass das vorhandene bzw. erhobene Datenmaterial eine sinnvolle statistische Auswertung überhaupt nicht zulässt. Typische Fehler sind zu geringe Fallzahlen in den durchgeführten Studien, was darin resultiert, dass im Rahmen der statistischen Auswertung überhaupt keine signifikanten Ergebnisse erzielt werden können. Nur mit sehr großem Aufwand lassen sich solche Planungsfehler einer Studie wieder beheben. Wurden gar systematische Fehler in der Planung oder Durchführung der Studie gemacht, dann kann man in der Regel die ganze Arbeit in den Papierkorb werfen.

3.1 · Wie geh' ich's an?

Umso wichtiger ist es, gleich zu Beginn die Auswertung der Daten als einen entscheidenden Teil der gesamten Arbeit zu erkennen und folglich möglichst gleich am Anfang oder noch besser gar **vor** Beginn der Arbeit einen Statistiker zu befragen und in die Planung mit einzubeziehen. Dies gilt in besonderem Maße für alle klinischen Studien. Hier **muss** vor Beginn der Arbeit geprüft werden, welche Fallzahl vonnöten ist, um **statistisch signifikante Ergebnisse** erzielen zu können. Sobald diese Zahl feststeht, muss mit dem Betreuer der Doktorarbeit bzw. dem Doktorvater überprüft werden, ob und in welchem zeitlichen Rahmen diese Patientenzahl überhaupt erreicht werden kann.

Das Institut für Biomathematik der Universität bietet in der Regel **statistische Beratung für Promovierende** an und hilft gerne bei der Planung Ihrer Studie. Diese Beratung ist fast immer kostenlos. Als Gegenleistung erwarten die Statistiker höchstens, dass sie nach aufwendiger Planung und Beratung bei entsprechenden Publikationen mit auf die Autorenliste genommen werden.

> **Der heiße Tipp**
>
> **Statistische Beratung.** Im Idealfall sollte Ihr Betreuer oder Doktorvater bei dem Erstgespräch mit dem Biomathematiker vor Beginn Ihrer Doktorarbeit mit anwesend sein. In einer solchen »**Expertenrunde**« sollte eine optimale Planung für die Datenerhebung im Rahmen Ihrer Doktorarbeit möglich sein.

Viele Doktoranden unterschätzen gerade zu Beginn ihrer Arbeit die Menge der anfallenden Daten und Unterlagen. Über Wochen und Monate wird so eine »Lose-Zettel-Wirtschaft« betrieben, die letztlich zu einem großen Chaos führt, in dem dann die benötigten Protokolle, Messwerte o. Ä. nicht mehr gefunden werden können. Es kann daher gar nicht genug betont werden, wie wichtig ein gutes **Ordnungs- und Ablagesystem** für alle mit der Doktorarbeit in Zusammenhang stehenden Unterlagen und Dokumente ist. Am besten, Sie legen sich gleich zu Beginn eine Reihe von Ordnern mit diversen farbigen Registern an, in welchen Sie alle Unterlagen zum Thema »Doktorarbeit« abheften.

✅ Checkliste Promotionsordner

- ✓ Literatur:
  - gelesene Artikel
  - noch nicht gelesene Artikel
- ✓ Material und Methoden (Protokolle etc.)
- ✓ Ergebnisse (Daten, Messwerte etc.)
- ✓ Schriftverkehr (Anträge, Veröffentlichungen etc.)

Ein gutes Ablagesystem wird Ihnen nicht zuletzt helfen, Ihren Arbeitsplatz zu organisieren, wo immer Sie diesen auch haben mögen – in der Klinik, im Institut, im Labor oder sonst wo. Sorgen Sie dafür, dass Sie diesen Arbeitsplatz geordnet und aufgeräumt halten. Es ist nicht nur wichtig, dass Sie Ihre Sachen wieder finden, sondern auch (und wenn es noch so banal klingt), dass Sie **Platz zum Arbeiten** haben. Halten Sie Ihren Arbeitsplatz frei – und damit Ihren Kopf! Haben Sie Mut, sich von überflüssigen Dingen zu trennen.

Noch wichtiger als ein gutes Ablagesystem für den ganzen Papierkram ist eine gründliche **Datenverwaltung auf der Festplatte** Ihres Computers. Dort sammelt sich oft in kürzester Zeit eine unübersehbare Menge von Dateien. Einige davon sind relevant, andere sind leicht abgeänderte Kopien der relevanten Dateien, wieder andere sind relevante, abgeänderte Kopien von nicht länger relevanten Dateien usw. Am besten, Sie legen noch am ersten Tag Ihrer Dissertation im Ordner »Eigene Dateien« ein Verzeichnis »Doktorarbeit« an. Und geizen Sie innerhalb dieses Verzeichnisses nicht mit Unterordnern!

Der heiße Tipp

Dateinamen. Genauso wichtig wie eine sinnvolle Ordnerstruktur sind gut gewählte und somit aussagekräftige Dateinamen.

Seit Windows 95 können Dateinamen bis zu 255 Zeichen lang sein. Und sie können nicht nur Buchstaben, sondern auch Sonderzeichen wie Klammern, Unterstriche, Kommas, Punkte etc. enthalten. Aber nicht alle daraus möglichen Dateinamen sind sinnvoll.

Ein Dateiname wie Diskussion_neu.doc klingt an und für sich gut. Aber wie soll denn die aktuellere Fassung dieser Datei heißen? Diskussion_neuer.doc? Und dann weiter Diskussion_superneu.doc, Diskussion_superduperneu.doc?

▼

3.1 · Wie geh' ich's an?

> Wann immer Sie in die Verlegenheit kommen, verschieden aktuelle Versionen einer Datei anzulegen, verwenden Sie am besten das Datum im Dateinamen. Von hinten nach vorne im Dateinamen aufgeführt (das heißt: Jahreszahl zuerst), werden die Dateien ganz automatisch chronologisch geordnet, also z. B. Diskussion_2005-10-20.doc, Diskussion_2005-11-03.doc, Diskussion_2005-11-17.doc und so weiter.
> So kommt ganz sicher keine unnötige Verwirrung auf.

Mit Hilfe dieser Tipps und Tricks haben Sie schon mal Ihren Arbeitsplatz, Schreibtisch und Ihre Festplatte organisiert und in Ordnung gehalten. Jetzt geht es nur noch darum, dass auch **das Chaos in Ihrem Kopf** ein wenig systematisiert und durchstrukturiert wird. Denn auch diesbezüglich werden Sie feststellen, dass die Flut von Informationen, die sich im Lauf einer Doktorarbeit so ansammelt, verarbeitet und durchdacht sein will. Es ist schlichtweg unmöglich, sich alles zu merken. Sie werden dies spätestens feststellen, wenn Sie sich ans Schreiben der Arbeit machen. Welches Protokoll zur Isolierung von Bakterien-DNA hatten Sie denn damals verwendet? Hatten Sie die Inkubationszeit nicht zwischenzeitlich mal verändert? Hatten Sie das cDNA-Fragment denn erst in den einen oder den anderen Vektor kloniert?

Schlechte Buchführung rächt sich. Im schlimmsten Fall führt eine nachlässige Buchführung dazu, dass Sie all diese Informationen zu dem Zeitpunkt, zu dem Sie sich bräuchten, nicht mehr abrufen können, da sie von Anfang an nur mangelhaft dokumentiert wurden. Es kann deshalb gar nicht genug betont werden, wie wichtig es ist, gründlich zu dokumentieren. Sorgfältig geführte Laborbücher zahlen sich vielfach aus. Sie werden Ihnen nicht nur eine Menge Zeit, sondern v. a. auch sehr, sehr viel Ärger ersparen.

> **Der heiße Tipp**
>
> **Wochenberichte.** Bei all dem Forschungseifer kann man schnell mal den Blick fürs Wesentliche verlieren. Und wenn man dann vom Doktorvater gefragt wird, was man denn so in den vergangenen Wochen gemacht und erreicht hat, kommt so mancher Doktorand erstmal gehörig ins Grübeln.
> Es ist überaus hilfreich zur Strukturierung der eigenen Gedanken, einmal pro Woche einen kurzen Bericht über all das zu schreiben, was in den vergangenen sieben Tagen gemacht und erreicht wurde. Dafür braucht man einfach nur ein weißes Blatt Papier und einen Stift – oder ein leeres Word-Dokument. Wer seine Doktorarbeit parallel zum Studium macht und pro Woche nicht gar so viel erlebt, kann auf einen monatlichen Turnus umsteigen.

Sich selbst Gedanken über das Geleistete zu machen, ist schon wertvoll und hilfreich. Noch viel gewinnbringender wäre jedoch ein wöchentliches oder zweiwöchentliches **Treffen mit dem Betreuer**. Dieses sollte möglichst fest institutionalisiert sein – etwa jeden Dienstag um zehn Uhr. Nur so sorgen Sie dafür, dass es auch mit gewisser Regelmäßigkeit stattfindet. Sie sollten derartige Treffen möglichst früh anregen, denn es wird sich für Sie und Ihre Dissertation als überaus wertvoll erweisen, wenn Ihr Betreuer »am Ball bleibt« und dauerhaft auf dem neuesten Stand der Dinge gehalten wird. Alle ein bis zwei Monate sollte dann ein Treffen mit Ihrem Doktorvater hinzukommen. Er nimmt bezüglich Ihrer Arbeit eine Art Außenperspektive ein und kann sicher auch immer wieder wertvolle Hinweise geben und (wenn nötig) den ein oder anderen Richtungswechsel anregen.

3.2 Wer zahlt?

■■■ Wie man die Arbeit und v. a. sich selbst finanziert

So ein Doktortitel ist ein teurer Spaß. Neben dem zeitlichen Aufwand ist es auch rein finanziell ein kostspieliges Unterfangen. Die Materialkosten für eine nicht-experimentelle Arbeit werden auf etwa 1500 Euro geschätzt. Eine experimentelle Arbeit kostet im Schnitt 10000 Euro, doch nicht selten klettern die Kosten auch auf 100000 Euro und mehr.

Wer sich eine Doktorarbeit sucht, denkt in den seltensten Fällen an die finanziellen Dimensionen, die hinter einen solchen Arbeit stecken. Viele Doktoranden

3.2 · Wer zahlt?

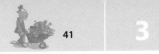

gehen dann auch ganz und gar selbstverständlich (und leider manchmal auch sorglos) mit den ihnen zur Verfügung gestellten Materialien um. Dass jedoch ein Gerät zur Sequenzierung von DNA locker 200000 Euro und mehr kostet, ist nur wenigen bewusst. Und wer über Nacht das Behältnis mit den hochspezifischen Antikörpern auf der Bench stehen lässt, hat auch mal ruckzuck ein paar tausend Euro in den Sand gesetzt.

Doch für Gerätschaften und Materialien muss der Doktorand nicht selbst aufkommen. Die **Finanzierung des Forschungsprojekts** ist in aller Regel Sache des Arbeitsgruppenleiters. Er hat meist einen Teil des Gesamtbudgets des Instituts zur Verfügung und bemüht sich darüber hinaus um die Einwerbung von sog. Drittmitteln, z. B. bei der Deutschen Forschungsgemeinschaft (DFG) und anderen Stiftungen und Organisationen (Volkswagenstiftung, Deutsche Krebshilfe etc.). Medizinische Doktoranden tragen auf ihre spezielle Art und Weise zur Finanzierung des Projektes bei, denn in der Regel sind sie unbezahlte Hilfskräfte. Über Monate und Jahre stecken sie ihren Enthusiasmus, ihre Arbeitskraft und Begeisterung in das Forschungsprojekt und erhalten meist keinen einzigen Euro dafür. Nur etwa 7% der medizinischen Doktoranden stehen in einem Beschäftigungsverhältnis mit der Abteilung, an der die Dissertation angefertigt wird. Damit werden in großem Umfang wissenschaftliche Ergebnisse in der Medizin ohne Personalkosten für Doktoranden erarbeitet.

Obwohl die Finanzierung Ihres Projektes also nicht Ihre Aufgabe ist, sollten Sie zumindest einige Gedanken darauf verwenden. In einem Gespräch mit Ihrem Betreuer bzw. Doktorvater sollten Sie **vor** Beginn der Arbeit erfragen, ob die Finanzierung denn auch langfristig gesichert ist. Es ist dies eine nicht unwesentliche Komponente in Bezug auf den reibungslosen Ablauf Ihrer Arbeit. Falls nach ein paar Wochen oder Monaten die Mittel in der Arbeitsgruppe knapp werden, kann das dazu führen, dass die benötigten Materialen und Reagenzien nicht mehr nachbestellt werden können. Dies wiederum hat zur Folge, dass sich oft ganze Versuchsreihen unnötig verzögern, auf unbestimmt verschoben oder (schlimmstenfalls) auf halbem Weg ganz abgebrochen werden müssen. Auch wenn es Ihnen unangenehm erscheint – sprechen Sie die finanzielle Situation in der Arbeitsgruppe im Rahmen der Vorgespräche mindestens ein Mal an!

Ein für den medizinischen Doktoranden oft viel schwerwiegenderes Problem ist die **Finanzierung des eigenen Lebensunterhalts** während der Zeit der Doktorarbeit. Schließlich bleibt dem Studenten durch die zusätzliche Arbeitsbelastung – und diese ist oft nicht unerheblich – weit weniger Zeit, sich seinen

Lebensunterhalt zu verdienen. Deshalb ist es sinnvoll, sich frühzeitig nach alternativen Finanzierungs- und Fördermöglichkeiten umzusehen.

Eine Möglichkeit wäre etwa, sich eine **bezahlte Doktorarbeit** zu suchen. Solche findet man aber nur in den seltensten Fällen an der Uni. Meistens handelt es sich um experimentelle »Fulltime-Arbeiten« an außeruniversitären Forschungseinrichtungen wie etwa Max-Planck-Instituten. Diese Möglichkeit ist v. a. für hoch motivierte Studenten interessant, die es in Erwägung ziehen, nach dem Medizinstudium in die Forschung zu gehen oder eine Universitätskarriere anzustreben. Die Bezahlung bei solchen Dissertationsvorhaben setzt aber eine vertraglich festgelegte Arbeitsleistung des Studenten voraus, welche in aller Regel mindestens ein Freisemester erforderlich macht. Promotionsvorhaben und Vorlesungsbesuch sind in diesen Fällen nämlich meist nicht unter einen Hut zu bringen.

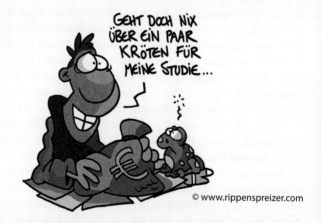

© www.rippenspreizer.com

Für **Doktoranden an universitären Einrichtungen** sieht die Sache schon etwas schwieriger aus. Da hier die Mittel ohnehin oft genug knapp sind, ist nur in den seltensten Fällen eine bezahlte Doktorarbeit zu bekommen. Doktoranden, die im Rahmen ihrer Arbeit jedoch auch gewisse Routinearbeiten eines Labors mit übernehmen (Agar-Platten gießen, Zellkultur versorgen etc.), können ab und zu Gelder im Sinne eines HiWi-Jobs aus dem Kliniketat bekommen. Manche Arbeitsgruppenleiter, die über ein stattliches Budget verfügen, bieten ihren Doktoranden auch ohne zusätzliche Routinearbeiten einen HiWi-Vertrag für eine begrenzte Zeit an. Es gelten hier meist individuelle Regelungen. Es lohnt sich aber immer, einfach mal vorsichtig anzufragen.

3.2 · Wer zahlt?

Besonders interessant für Studenten mit guten bis sehr guten Studienleistungen ist die **Förderung durch eines der Begabtenförderungswerke**. In Deutschland gibt es derer elf, alle unterstützt und überwacht vom Bundesministerium für Bildung und Forschung (BMBF). Einige dieser Begabtenförderungswerke haben schon eine fast hundertjährige Tradition, wie etwa die Friedrich-Ebert-Stiftung oder die Studienstiftung des Deutschen Volkes. Andere gehören zu den »Frischlingen«, kaum zehn Jahre alt – wie etwa die sdw, die Stiftung der Deutschen Wirtschaft.

Gefördert werden insgesamt etwa 10000 bis 15000 Stipendiaten – das ist weit weniger als ein Prozent der deutschen Studenten insgesamt. Viele Studenten lassen sich durch den Elite-Gedanken abschrecken. Wer würde schon von sich selbst behaupten, zu den Besten zu gehören? Andere haben Angst vor den Strapazen der Auswahlprozedur, den Bewerbungsgesprächen, den Assessment-Centern. Und ganz viele haben einfach keine Ahnung, wie man überhaupt an so ein Stipendium rankommt. Dabei ist alles recht einfach.

Bei den meisten Studienförderungswerken kann man sich zwischen dem zweiten und fünften Semester selbst bewerben. Ordentliche Leistungen auf dem bisherigen Weg sind sozusagen Grundvoraussetzung. Dann zählen aber v. a. auch soziales und politisches Engagement neben dem Studium, Lust und Motivation, sich einzumischen und sich auszutauschen.

> **Der heiße Tipp**
>
> Bewerben kostet nichts (außer ein bisschen Mühe und Zeit). Wer nicht aufgenommen wird, hat nichts verloren. Wer die heiß ersehnte Zusage bekommt, profitiert davon in vielerlei Hinsicht.

Vergeben werden zwei verschiedene Arten von Stipendien – die sog. »**Grundstipendien**«, das sind die studienbegleitenden Stipendien, und **Promotionsstipendien**. Als Medizinstudent vor Abschluss des Studiums, also der Approbation, kann man sich jedoch nur für die Grundförderung bewerben – leider. Denn auch wenn Mediziner ihre Dissertation in aller Regel schon während des Studiums anfertigen – oder zumindest beginnen, so ist doch der Abschluss eines Hochschulstudiums rechtliche Voraussetzung für die Beantragung eines Promotionsstipendiums. Wer jedoch zur Grundförderung bei einem der Studienförderwerke aufgenommen ist, kann auch während der Zeit der Dissertation weiter gefördert werden – auch während etwaiger Freisemester. Einige Voraus-

Kapitel 3 · Die Vorarbeit

◘ Tabelle 3.1. Studienförderwerke (Mod. Nach Schaaf 2004 (StudMed SS04)

Studienförderwerke	Besonderheiten	Anzahl
! Zeitpunkt der Bewerbung		
1 Selbst bewerben		
Friedrich-Ebert-Stiftung ▶ www.fes.de ! jederzeit	▬ SPD-nahe Stiftung ▬ Es gilt das Prinzip der Selbstbewerbung. ▬ Politisches/soziales Engagement im Sinne der Friedrich-Ebert-Stiftung erwünscht	ca. 1.700
Konrad-Adenauer-Stiftung ▶ www.kas.de ! für Mediziner spätestens im 7. Semester Altershöchstgrenze i.d.R. 32 Jahre	▬ CDU-nahe Stiftung ▬ Selbstbewerbung ▬ Austauschprogramme mit amerikanischen Unis	ca. 1.100
Stiftung der Deutschen Wirtschaft ▶ www.sdw.org ! obligatorisch im 2.–4. Semester	▬ Bewerbungen grundsätzlich über Vertrauensdozenten der Stiftung (auf der Website abrufbar)	ca. 1.050
Cusanuswerk – Bischöfliche Studienförderung ▶ www.cusanuswerk.de ! für Mediziner spätestens im 7. Semester	▬ Katholische Konfession ist Voraussetzung ▬ Selbstbewerbung möglich ▬ Pastorale Stellungnahme der kath. Hochschulgemeinde ist Teil des Bewerbungsverfahrens	ca. 800
Evangelisches Studienwerk Haus Villigst ▶ www.evstudienwerk.de ! spätestens im 5. Semester	▬ Evangelische Konfession (Ausnahmen möglich) ▬ Selbstbewerbung möglich	ca. 600
Hanns-Seidel-Stifung ▶ www.hss.de ! jederzeit Altershöchstgrenze i.d.R. 32 Jahre	▬ CSU-nahe Stiftung ▬ Selbstbewerbung ▬ einjährige Probezeit	ca. 500
Friedrich-Naumann-Stiftung ▶ www.fnst.de ! erst ab dem 2. Semester	▬ FDP-nahe Stiftung ▬ Selbstbewerbung ▬ einjährige Probezeit ▬ jährliche Teilnahme an drei Seminaren verpflichtend	ca. 500

3.2 · Wer zahlt?

◘ Tabelle 3.1 (Fortsetzung)

Studienförderwerke ! Zeitpunkt der Bewerbung	Besonderheiten	Anzahl
Heinrich Böll Stiftung ▶ www.boell.de ! erst nach dem Physikum	— den Grünen nahe stehend — Selbstbewerbung — Kurzbewerbung und ausführliche Bewerbung	ca. 400
Rosa-Luxemburg-Stiftung ▶ www.rosaluxemburgstiftung.de ! erst ab dem 3. Semester	— PDS-nahe Stiftung — Selbstbewerbung — betrachtet die Förderung von Frauen als vorrangiges Ziel	ca. 250
2 Vorgeschlagen werden		
Studienstiftung des Deutschen Volkes e.V. ▶ www.studienstiftung.de ! Vorschläge von Hochschullehrern sind jederzeit möglich	— Selbstbewerbung nicht möglich — Vorschlagsberechtigt: Schulleiter (für Abiturienten) oder Hochschullehrer (für Studenten)	ca. 5.000
Hans-Böckler-Stiftung ▶ www.boeckler.de ! für Mediziner spätestens im 7. Semester	— DGB-nahe Stiftung — Selbstbewerbung nur für Promotionsförderung — Antragsberechtigt: DGB und Einzelgewerkschaften, Kuratoriumsmitglieder, Stipendiatengruppen u.a.	ca. 1.900

setzung ist, dass man weiter eingeschrieben bleibt. Und sollte sich durch die Freisemester für die Dissertation das Studium verlängern, kann auch das Stipendium um die entsprechende Zeit verlängert werden. Zumindest ein bis zwei Semester sind in aller Regel kein Problem. Bei vielen Studienförderungswerken kann man sich selbst bewerben. Dabei sollte man aber nicht allzu viele Semester ins Land ziehen lassen, denn viele Organisationen erwarten die Bewerbung bis spätestens zum 5. Semester (▶ Tabelle 3.1).

Der finanzielle Umfang des Grundstipendiums errechnet sich nach den Bafög-Richtlinien. Die Stipendiaten müssen das Geld, das sie bekommen, nicht zurückzahlen. Neben den finanziellen Anreizen liegt für viele der Nutzen eines Stipendiums v. a. im ideellen Bereich. Ferienakademien, Seminare, Diskus-

◘ **Tabelle 3.2.** Finanzielle Leistungen der Studienförderungswerke auf einen Blick (monatlich)

Grundstipendium (familienabhängig)	Bis zu 525 Euro
Krankenversicherung	Bis zu 45 Euro
Pflegeversicherung	8 Euro
Familienzuschlag	155 Euro
Büchergeld	80 Euro

sionsforen und Jahrestreffen bieten in vielerlei Hinsicht die Möglichkeit, über den eigenen Tellerrand hinauszuschauen und den alten Begriff der »Akademie« wieder lebendig werden zu lassen: das Gespräch miteinander über die Grenzen der Fakultäten hinweg.

Der heiße Tipp

Online-Stipendium. Eine weitere Möglichkeit, den armen Mediziner-Doktoranden-Geldbeutel etwas zu entlasten, bietet das Online-Stipendium von e-fellows.net. Jeder kann sich hierfür bewerben. Man muss lediglich einen Online-Fragebogen ausfüllen (dauert etwa 45 Minuten) und bekommt innerhalb von sechs Wochen Bescheid, ob man in den Kreis der mittlerweile 11000 Stipendiaten aufgenommen wurde oder nicht. Geboten wird ein Internetzugang mit 60 Stunden kostenloser Surfzeit pro Monat. Die ist gerade in der Zeit des Schreibens der Dissertation äußerst hilfreich, denn man verbringt in diesen Wochen und Monaten unzählige Stunden zur Literaturrecherche im Internet. Zusätzlich bietet e-fellows Praktikums- und Jobangebote, Events und Workshops.

Einfach mal vorbeischauen unter ► www.e-fellows.net!

3.3 Recherchieren, aber wie?

■■■ Tipps und Tricks für eine gelungene Recherche

Eine gute Literaturrecherche ist das A und O für eine erfolgreiche Dissertation. Sie ist die wesentliche Grundlage wissenschaftlichen Arbeitens – und das gilt für alle Phasen der Doktorarbeit: Suche, Einlesen, Datenerhebung und das Schreiben an sich. Umso schwerer fällt das Versäumnis deutscher Unis ins Gewicht, die in den meisten Fällen dem Studenten gar nicht beibringen, wie man ordentlich und erfolgreich recherchiert.

Keine Panik. Mit großer Sicherheit wird es Ihnen zu Beginn Ihrer wissenschaftlichen Karriere noch schwer fallen, Literaturrecherche zu betreiben. Woher sollten Sie auch wissen, wo Sie suchen sollen, wie Sie suchen können, was überhaupt Sie suchen? Doch Sie dürfen unbesorgt sein, denn ganz sicher werden Sie sich schon bald ganz zu Hause fühlen in der Welt der Literaturdatenbanken. Die Suchbegriffe werden Ihnen aus den Händen in die Tastatur Ihres Computers fließen, und Sie werden sich gar nicht mehr zurückversetzen können in die Zeit vor Ihrer ersten Recherche nach Fachartikeln im World Wide Web. Und dennoch: ein bisschen Übung gehört schon zum erfolgreichen Suchen nach Literatur. Aber in den Monaten oder Jahren, die Sie sich mit Ihrer Doktorarbeit beschäftigen, kommt diese Übung von ganz allein. Keine Frage.

Erst Ihr Betreuer. Ganz zu Beginn Ihrer Arbeit, nach der Themenwahl und Festlegung auf ein Dissertationsvorhaben, sollten Sie, noch bevor Sie sich selbst auf die Suche nach geeigneter Literatur machen, erstmal Ihren Betreuer nach geeigneten Artikeln fragen. Er hat ja sicherlich einen guten Überblick über die Thematik, die Sie da in Zukunft bearbeiten sollen (zumindest hoffen wir das). Er soll Ihnen einfach eine kleine »Lesemappe« zusammenstellen mit wichtigen und aktuellen Review-Artikeln und ggf. Buchkapiteln zum Thema, deren Sinn und Zweck darin besteht, Ihnen einen ersten Überblick über die Thematik zu verschaffen.

◯ Für Durchblicker

Was ist ein »Review«? Ein Review (»Rückblick«) ist eine Zusammenfassung von Ergebnissen und Schlussfolgerungen aus zwei oder mehreren Veröffentlichungen zu einem bestimmten Sachverhalt. Zunächst handelt es sich hierbei
▼

um einen mehr oder weniger formal geplanten, strukturierten Analyse- und Bewertungsprozess publizierter Studienergebnisse.

Man unterscheidet zwischen dem traditionellen narrativen Review und sog. »systematischen« Review-Artikeln.

Unter einem narrativen Review versteht man eine Literaturstudie/Übersichtsarbeit, die ohne wissenschaftliche Methodik angefertigt wurde. Er spiegelt lediglich die zusammenfassende, persönliche Einschätzung von wissenschaftlichen Forschungsergebnissen durch den jeweiligen Autor wider.

Ein systematischer Review-Artikel ist eine eigenständige Forschungsarbeit mit zentralen Qualitätskriterien, definiert z. B. von der Cochrane Collaboration oder dem Deutschen Netzwerk Evidenzbasierter Medizin. Dazu gehören u. a.

- kompetente Suche der relevanten Literatur
- Erstellung einer Liste von Veröffentlichungen, die ohne Bias ist
- angemessene Beurteilung der wissenschaftlichen Qualität der zitierten Literatur nach im Voraus festgelegten Kriterien
- angemessene und überprüfbare Aufstellung der Schlussfolgerungen.

Review-Artikel sind in der Anfangsphase besonders wertvoll, denn mit deren Hilfe gewinnen Sie möglichst schnell einen ersten Überblick. Möglichst früh sollten Sie die aktuellsten zwei bis fünf Review-Artikel zum Thema Ihres Dissertationsvorhabens gelesen haben. Gewissermaßen beiläufig werden Sie auf weitere, detaillierte Artikel aufmerksam, schließlich zitiert jedes Paper wiederum andere Artikel. So kommen Sie von einem zum anderen.

> **❶ Vorsicht Falle**
> Sich auf diese Weise von einem Artikel zum nächsten zu hangeln und von dem wieder zum nächsten, birgt eine wesentliche Gefahr in sich! Sie kommen so zwangsläufig nur an Artikel älteren Datums. Wer sich lediglich auf diesem Weg seine Literatur zusammensammelt, kommt an die aktuellsten Artikel nie heran.

Jetzt Sie. Irgendwann ist also der Zeitpunkt gekommen, an dem Sie selbst »ranmüssen«, an dem Sie selbst anfangen, nach wichtiger und interessanter Literatur zu suchen. Früher war das oft mit einigen Mühen verbunden. Doch die Zeiten, in denen man sich Tage und Nächte in etwaigen Bibliotheken um die Ohren schlug, Stunden am Kopierer verbrachte, um sich Kopien der einzelnen Artikel aus den in der Bibliothek vorhandenen Zeitschriften zu machen, sind glücklicherweise vorbei. Heute macht man die Literaturrecherche eigentlich nur noch über das Internet und mit Hilfe der einschlägigen Suchmaschinen. Somit kann man von zu Hause aus, vom Labor, aus dem Coffeeshop oder von wo auch immer es beliebt nach der benötigten Literatur suchen. Und wann immer es beliebt! Denn im Gegensatz zu den oft restriktiven Öffnungszeiten deutscher Universitätsbibliotheken steht Ihnen das Internet ja bekanntlich rund um die Uhr zur Verfügung.

3.3.1 Die Benutzung von Suchmaschinen

Egal welche Suchmaschine Sie benutzen, sei es Google, Altavista oder Pubmed – es gibt ein paar grundlegende Features, die alle Suchmaschinen anbieten und die einem das Leben etwas leichter machen – vorausgesetzt, man versteht, diese gezielt einzusetzen.

Nehmen wir einfach mal an, Sie suchen nach Informationen über Johann Sebastian Bach.

- Sie geben »Bach« als Suchbegriff ein → Sie erhalten alles, worin das Wort Bach vorkommt, darunter allerlei Informationen über den gesuchten Komponisten, aber auch einiges zum Thema Bachblütentherapie, Infos zur Schlagersängerin Christina Bach, die Homepage des Elektrogeschäfts Bach in Idar-Oberstein etc.
- Sie geben »Johann Sebastian Bach« als Suchbegriff ein → Sie haben somit Ihre Suche präzisiert und erhalten damit bessere Suchergebnisse. Noch vor einigen Jahren hätte Ihnen die Suchmaschine aber alles geliefert, in dem entweder Johann oder Sebastian oder Bach oder eine Kombination dessen vorkommt, also etwa auch die Homepage des Tischtennisvereins, in dem Sebastian Müller mitspielt. Und auch bei den deutlich verbesserten Suchmaschinen heutzutage schleichen sich immer mal wieder noch solche Querschläger mit ein.
- Sie geben »Johann Sebastian Bach« (mit Anführungszeichen) als Suchbegriff ein → Sie erhalten nur solche Suchergebnisse, in denen der komplette Name genau in dieser Reihenfolge und Schreibweise auftaucht. Dies wäre also die optimale Eingabe bei der Suche nach Informationen über den berühmten Komponisten.

- Sie können auch mit »AND« verbinden, also z. B. »Johann AND Sebastian AND Bach« → Sie erhalten nur solche Suchergebnisse, in denen alle drei Wörter vorkommen, die Reihenfolge ist aber egal. Es könnte also auch sein, dass Sie wieder bei einem Tischtennisverein landen – gesetzt den Fall, Johann Huber, Sebastian Meier und Thomas Bach spielen in einer Mannschaft.
- Wenn Sie »Johann OR Sebastian OR Bach« eingeben, dann erhalten Sie nur solche Suchergebnisse, in denen tatsächlich nur eines dieser Wörter vorkommt, nie jedoch eine Kombination dieser.
- Bedeutsam kann auch die sog. »Wildcard« sein, symbolisiert durch ein Sternchen. Falls Sie also »Bach*« eingeben, dann erhalten Sie all das, was mit Bach beginnt, also auch einiges über Bachforellen, Bacherach, Bachmann usw.

🌐 Für Durchblicker

Wildcards. Wildcards sind Platzhalter für beliebige Zeichen. Wenn man die Wildcard am Ende eines Wortes einsetzt, dann nennt man das Trunkierung. Das ist das »offene Abkürzen« eines Suchbegriffs. Setzen Sie das * einfach an die Stelle, an der Sie abkürzen wollen. Wenn Sie etwa »rhabdo*« im Suchfeld eingeben, erhalten Sie sowohl Informationen über die Rhabdoviren als auch über das Rhabdomyosarkom.

Sie können die Wildcard aber auch mitten in einem Wort einsetzen. Damit kann etwa nach verschiedenen Varianten eines Wortes gesucht werden, z. B. gleichzeitig nach der amerikanischen und britischen Schreibweise ein und desselben Begriffs. Beispiel: »Signa*ing« sucht nach Signaling (amerikanisches Englisch) und Signalling (britisches Englisch) gleichzeitig.

Sie können diese Strategie auch verwenden, wenn Sie sich über die Schreibweise eines Begriffes nicht ganz im Klaren sind, z. B. wenn Sie nicht sicher wissen, ob sich ein gewisser Autor Schultze oder Schulze schreibt.

3.3.2 Die »Medline«

Was früher »Index Medicus« hieß, hört heute auf den Namen »Medline« und ist eine moderne elektronische Datenbank. Medline ist eine Abteilung der National Library of Medicine (NLM) des National Institute of Health (NIH), also eine staatliche Einrichtung der USA. Die Benutzung dieser riesigen Bibliothek ist für jedermann kostenfrei. Zugriff erhält man über Pubmed, den elektronischen Suchdienst der NLM (▶ www.ncbi.nlm.nih.gov/PubMed).

3.3 · Recherchieren, aber wie?

> **Der heiße Tipp**
>
> ▶ **www.ncbi.nlm.nih.gov/PubMed.** Am besten, Sie installieren sich diesen Link gleich heute noch bei den Favoriten, denn für all diejenigen, die eine medizinische Dissertation zu verfassen gedenken, handelt es sich hierbei wohl um die wichtigste Internet-Adresse überhaupt.

Eine Bibliothek von gigantischer Dimension. Medline enthält mehrere Millionen Dokumente aus knapp 5000 internationalen medizinischen Zeitschriften aus den Jahren 1966 bis heute. Die Artikel der Jahre 1960 bis 1965 werden durch OldMedline abgedeckt. Wer noch ältere Artikel sucht, der muss dann doch wieder auf die gute alte gedruckte Form des »Index Medicus« zurückgreifen. Primäre Voraussetzung dafür, dass ein Artikel in die Medline aufgenommen wird, ist, dass ein englischsprachiger Abstract (Zusammenfassung) publiziert wurde. Je Artikel wird dann ein Eintrag in englischer Sprache in Medline aufgenommen.

Suchen mit Pubmed. Sobald Sie die Homepage von Pubmed geöffnet haben, können Sie oben im Feld »Search Pubmed for« Ihren Suchbegriff eingeben. Dabei gibt es verschiedene Herangehensweisen:
- Sie können Stichworte eingeben, z.B. »breast cancer«.
- Sie können Autorennamen eingeben, wobei immer erst der Nachname, dann die Initialen eingegeben werden, z.B. »Schmitt HJ«.

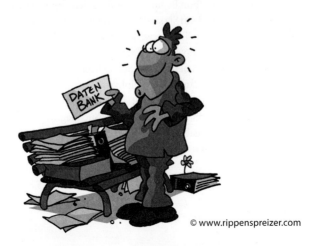

© www.rippenspreizer.com

- Seit Mitte 2005 kann in Pubmed auch mit dem kompletten Namen des Autors gesucht werden, z.b. »Hans Joachim Schmitt«. Das gilt aber nur für Artikel von 2002 bis heute.
- Auch Freitexteingabe ist möglich, z.b. »BRCA1 mutations in breast cancer«.
- Sie können Ihre Suchbegriffe mit »AND«, »OR« und »NOT« verbinden.
  - Kombiniert man zwei Suchbegriffe mit »AND«, erhält man nur solche Ergebnisse, die **beide** Begriffe enthalten.
  - Kombiniert man zwei Suchebegriffe mit »OR«, erhält man nur solche Ergebnisse, die **einen** der beiden Begriffe erhalten, nie aber die Kombination beider.
  - Kombiniert man mit »NOT«, erhält man Suchergebnisse, die den ersten, nicht aber den zweiten Begriff enthalten, also bei der Eingabe »breast NOT cancer« alles, das den Begriff breast enthält, ohne die Seiten, die zugleich den Begriff cancer enthalten.
- »AU« steht für »author«, »CT« für »controlled term« (Schlagwort).
- Mit der Eingabe »CT=breast cancer NOT AU=Schmitt HJ« erhalten Sie also alle Publikationen zum Thema Brustkrebs außer denen, die von Autor HJ Schmitt veröffentlicht wurden.

Wissen ist Macht. Jede Suche beginnt mit dem, was Sie bereits wissen. Machen Sie sich Gedanken, welcher Begriff die zentrale Rolle in Ihrer Recherche spielt, welches Wort bzw. welche Zusammenstellung von Wörtern am besten umschreibt, was Sie wissen wollen. Von Beginn an lohnt es sich, auch über alternative Suchbegriffe nachzudenken, denn Sie sind darauf angewiesen, genau **das** Wort zu finden, das ein Autor in seinem Text verwendet hat. Je genauer Sie definieren und Ihren Suchbegriff wählen, desto präziser und besser werden Ihre Suchergebnisse sein. Stellen Sie sich vor, Sie seien auf der Suche nach Literatur über das recht seltene Pinealoblastom, einen Tumor der Epiphyse. Wer im März 2005 etwa »cancer« als Suchbegriff in Pubmed eingab, erhielt sage und schreibe 1654545 Artikel als Suchergebnis, davon 182239 Reviews. Wer den Suchbegriff jedoch enger fasste und »pinealoblastoma« eingab, erhielt eine weit kleinere, dafür jedoch umso präzisere Anzahl von gefundenen Artikeln: 1145 Stück an der Zahl, davon 94 Reviews.

Für Durchblicker

Recall und Präzision. Der Anteil der gefundenen unter allen relevanten Artikeln heißt »Recall«. Er ist das Maß für die Trefferquote. Ein Recall von 0,89 bedeutet also, dass 89% aller relevanten Artikel gefunden wurden. Die »Präzision« hingegen ist die Anzahl der tatsächlich relevanten Artikel unter allen gefundenen. Eine Präzision von 0,70 bedeutet somit, dass 70% der gefundenen Artikel tatsächlich relevant und 30% nicht verwertbar sind.

Sukzessives Einkreisen. In aller Regel ist es sinnvoll, eine Suche weit gefasst zu beginnen, um auch sicher keine relevanten Artikel zu übersehen. Mit einer solchermaßen weit gefassten Suchstrategie erzielt man einen hohen Recall bei geringer Präzision. Man nimmt also irrelevante Zitate in Kauf, um möglichst keine relevanten Zitate zu verpassen. Ist die Zahl der gefundenen Artikel zu gering, muss man seine Suchstrategie anpassen und sich andere sinnvolle Suchbegriffe überlegen. Ist die Zahl der gefundenen Artikel hingegen zu groß, dann sollte man die Suche präzisieren, d. h. die Suche einengen – was einen geringeren Recall bei erhöhter Präzision zur Folge hat.

Hier bekommen Sie was zu sehen. In der Regel werden Ihnen die Suchergebnisse Ihrer Pubmed-Suche immer im gleichen Format angezeigt: 20 Suchergebnisse pro Seite, sortiert nach dem Datum der Publikation, die neuesten Veröffentlichungen zuerst. Bei Klick auf das jeweilige Suchergebnis erhalten Sie nähere Informationen zum jeweiligen Artikel, meist auch gleich den dazugehörigen Abstract und ggf. den Link zur entsprechenden Zeitschrift. Nur bei älteren Artikeln ist häufig kein Abstract vorhanden.

Sie können die Anzeigemodalitäten Ihrer Suchergebnisse aber auch abändern. Oben wie unten findet sich auf der Pubmed-Seite ein Bereich »Display«. Hier können Sie bestimmen, wie viele Suchergebnisse pro Seite angezeigt werden sollen (5-500). Außerdem können Sie darüber bestimmen, ob nur eine Zusammenfassung (Summary) mit Autoren, Titel und Zitat angezeigt werden soll oder gleich der ganze Abstract. Letztlich können Sie auch die Kriterien bestimmen, nach denen die angezeigten Artikel sortiert werden. Sie können die Zitate nach Autor (alphabetisch), nach Journal (alphabetisch) oder nach Publikationsdatum (neue zuerst) anzeigen lassen. Unterhalb des oberen Bereiches »Display« sehen Sie zwei Karteikarten-Reiter. Einer heißt »all«. Hierbei handelt es sich um die Standardanzeige. Sie sehen alle Suchergebnisse: Originalartikel und Reviews. Der zweite Reiter heißt »Review«. Wenn Sie diesen anklicken, bekommen Sie alle Review-Artikel angezeigt, die zu Ihrem Suchbegriff gefunden wurden.

> **Der heiße Tipp**
>
> **Setzen Sie Limits!** Wenn die Liste der gefundenen Veröffentlichungen zu lang ist, lohnt es sich, die Suche einzugrenzen. Dies können Sie tun, in dem Sie etwa Zusatzstichworte mit einbeziehen (z.B. »breast cancer AND chemotherapy« statt nur »breast cancer«). Darüber hinaus können Sie aber auch auf den Reiter »Limits« klicken und Ihre Suche auf diese Weise fokussieren. Hierbei bieten sich vielerlei Möglichkeiten. So können Sie etwa den Zeitraum für gesuchte Publikationen eingrenzen, die Suche auf ganz bestimmte Studientypen beschränken (z.B. »randomized controlled trial« oder »clinical trial«) und vieles mehr.

3.3.3 Jenseits der »Medline«

In 95% der Fälle finden Sie mit Hilfe von Pubmed all das an Literatur, was Ihr Wissenschaftlerherz höher schlagen lässt. Trotzdem sollten Sie im Auge behalten, dass es auch Literaturdatenbanken jenseits der Medline gibt. Eine gute Ergänzung zur üblichen Suche mit Pubmed ist etwa der Medpilot (▶ www.medpilot.de), die Virtuelle Datenbank Medizin – ein Angebot der Deutschen Zentralbibliothek für Medizin in Zusammenarbeit mit dem DIMDI. Er ist eine »Meta-Suchmaschine« und eine Plattform für Literaturbestellungen zugleich. Mit einer einzigen Suchanfrage wird simultan in mehreren Literaturdatenbanken gleichzeitig recherchiert (z.B. Medline, Cochrane Reviews, CancerLit, Deutsches Ärzteblatt etc.). Die Suchoberfläche ist denkbar einfach und selbst erklärend. Für speziellere Suchaktionen gibt es auch noch eine »Profi-Recherche«. Hier können Sie einzelne Suchkriterien miteinander verknüpfen (Autor, Titel, Quelle usw.) und sogar die zu durchsuchenden Datenbanken frei wählen.

Suchen und bestellen. Wenn Sie den Volltext zu einem der gefundenen Dokumente benötigen, können Sie diesen über Medpilot auch gleich bestellen. Durch einen einzigen Mausklick wird überprüft, ob der Volltext über die elektronische Zeitschriftenbibliothek kostenlos zur Verfügung gestellt wird. Falls nicht, können Sie sich als Medpilot-Nutzer registrieren und den Online-Volltext sofort

3.3 · Recherchieren, aber wie?

gebührenpflichtig abrufen oder aber auch den Bestand in der Deutschen Zentralbibliothek für Medizin überprüfen und das dort vorhandene Exemplar als Kopie bestellen. Sie bekommen dieses dann per Post zugeschickt.

Gegebenenfalls lohnt sich auch mal ein Besuch auf WWW www.dimdi.de, der Homepage des Deutschen Instituts für Medizinische Dokumentation und Information (DIMDI). Hier findet man zahlreiche weitere Datenbanken zu verschiedensten Fachbereichen. Viele dieser Datenbanken sind ebenfalls kostenlos.

Evidence Based Medicine at its best. Gerade wenn es um Therapiestudien geht, ist die Cochrane Library (▶ www.cochrane.org) der internationalen Cochrane Collaboration das Beste, was man zu Rate ziehen kann. Die Cochrane Collaboration ist ein weltweites Netz von Wissenschaftlern und Ärzten, die es sich zum Ziel gesetzt haben, systematische Übersichtsarbeiten zur Bewertung von Therapien zu erstellen und zu verbreiten. Es geht hier also um das hehre Ziel evidenzbasierter Medizin. In den Metaanalysen der Cochrane Collaboration werden die Ergebnisse aller relevanten und großen Studien zu einem Thema zusammengestellt, diskutiert und bewertet. Die Abstracts dieser Reviews enthalten in außergewöhnlicher Kürze und Präzision alle wichtigen Informationen und sind kostenlos abrufbar.

3.3.4 Wie komme ich an den Artikel?

Auf die UB kommt es an. Wenn Sie einen Artikel gefunden haben, der Sie interessiert und den Sie gerne lesen würden, stellt sich schon bald die Frage: Wie komme ich an diesen Artikel? Die meisten Fachzeitschriften sind heutzutage auch elektronisch abrufbar, leider aber nur die wenigsten kostenfrei. Mit etwas Glück (und einer guten Unibibliothek) können Sie sich aber dennoch viele Artikel gleich auf Ihren Computer herunterladen und (bei Bedarf) auch ausdrucken. Am besten schauen Sie gleich mal auf der Homepage Ihrer Universitätsbibliothek vorbei. Welche Zeitschriften werden online angeboten und welche Voraussetzungen sind notwendig, um dieses Angebot nutzen zu können? Meist reicht eine einfache Benutzernummer mit Kennwort, und Sie haben Zugriff auf in der Regel mehrere tausend Zeitschriften.

Nichtuniversitäre Forschungseinrichtungen haben oft mehr Geld (und damit mehr Lizenzen) als die Universität. Sollten solche Forschungseinrichtungen vor Ort vorhanden sein, lohnt es sich, dort einmal nachzufragen, ob man als Student deren Angebot vielleicht mitnutzen darf. Wenn man auch nicht unbedingt den Online-Zugriff freigeschaltet bekommt, so sind vor Ort doch meistens die Bibliotheksmitarbeiter dieser Einrichtungen freundlich genug, um Ihnen den einen oder anderen Artikel zu kopieren oder auszudrucken.

> **Der heiße Tipp**
>
> — Alle Zeitschriften, auf die jedermann Zugriff hat, auch ohne Lizenz, finden Sie bei Pubmed Central (▶ www.pubmedcentral.nih.gov). Hier können Sie auch ganz gezielt eine Literaturrecherche betreiben, die sich auf die kostenfrei zugänglichen Zeitschriften beschränkt.
> — Falls Sie die benötigte Zeitschrift nicht in der Liste der elektronischen Zeitschriften Ihrer Unibibliothek finden, lohnt es sich, in der sog. »Regensburger Liste« nachzuschauen (▶ www.bibliothek.uni-regensburg.de/ ezeit). Es handelt sich hierbei um den kooperativen Service von insgesamt über 300 Bibliotheken, der Ihnen genau anzeigen kann, welche der beteiligten Bibliotheken Zugriff auf den entsprechenden Artikel haben und welche nicht. Gegebenenfalls finden Sie auf diesem Weg eine Zugriffsmöglichkeit ganz in Ihrer Nähe.

Relikte in Papierform. Auch heute noch gibt es einige, wenn auch zugegebenermaßen wenige Zeitschriften, die nur in der klassischen Papierform und nicht elektronisch vorhanden sind. Solche Zeitschriften kann man in vielen Fällen trotz allem online bei der Unibibliothek bestellen. Viele UBs bieten einen elektronischen Dokumenten-Lieferdienst an. Man füllt online ein Bestellformular aus und bekommt den Artikel dann per Mail zugeschickt. Es handelt sich in der Regel um die eingescannte Version eines solchen Artikels, der nur in Papierform in der UB vorhanden ist.

Die gute alte Fernleihe. Das ist nun wirklich die ganz klassische, man könnte auch sagen »altertümliche« Art, sich einen Artikel zu besorgen, der vor Ort nicht vorhanden ist. Heute ist man darauf allerdings nur noch sehr selten angewiesen – aber es passiert trotzdem immer mal wieder. In einem solchen Fall setzen Sie sich am besten mit einem Mitarbeiter der Bibliothek in Verbindung, denn der wird Ihnen weiterhelfen und die Fernleihe für Sie besorgen. Manchmal haben die Kliniken bzw. Institute ja auch ihre eigenen Bibliotheken und damit ihre eigenen Bibliothekare. In einem solchen Fall wenden Sie sich am besten direkt dorthin, dann wird's meist einfacher mit der Abrechnung (weil die dann direkt über das Institut läuft). Ansonsten müssen Sie nämlich eine Fernleihgebühr entrichten. Oft kann man wählen, ob man den Artikel in Papierform per Post oder elektronisch als e-Mail zugeschickt bekommen will. Die Gebühren sind oft recht unterschiedlich.

Für diejenigen, die nur ganz selten an der Uni bzw. im Institut sind, besteht noch eine weitere Möglichkeit, sich Artikel zukommen zu lassen: auswärtige Lieferdienste. Die Gebühren variieren hier mächtig und man sollte sich vorab erkundigen, ob man die Kosten über die Stelle abrechnen kann, wo man promoviert. Ansonsten kann es ziemlich schnell ziemlich teuer werden. Als Beispiele für solche Lieferdienste, die meist sehr zuverlässig und schnell arbeiten, seien die Deutsche Zentralbibliothek in Köln (▶ www.zbmed.de) und der Dokumentenlieferdienst subito (▶ www.subito-doc.de) genannt.

Der heiße Tipp

Literaturverwaltung. Egal auf welchem Weg Sie sich Ihre Literatur besorgen – in jedem Fall sollten Sie sich möglichst frühzeitig eine eigene »Literaturdatenbank« anlegen. Das kann ganz klassisch in Karteikartenform geschehen, indem Sie das vollständige Literaturzitat auf einer Karte notieren und die Karten am besten alphabetisch geordnet nach dem Nachnamen des Erstautors ablegen. Weit besser und v. a. extrem arbeitssparend, wenn es ums Schreiben der Dissertation oder etwaiger Veröffentlichungen geht, sind professionelle Computerprogramme zur Literaturverwaltung wie EndNote oder ReferenceManager. Am besten Sie fragen in Ihrem Institut mal nach, mit welchem Programm Ihre Kollegen arbeiten. Vielleicht bietet sich die Gelegenheit, eines dieser Programme mitzunutzen.

3.4 Lesen? Gern! Aber was?

■■■ Wie man effektiv Literatur sichtet

Ihr Betreuer hat Ihnen netterweise eine »kleine Lesemappe« zusammengestellt. Fünf Review-Artikel und ein gutes Dutzend Originalarbeiten sollen dazu dienen, Ihnen einen »ersten Einblick in die Materie« zu geben. Frisch ans Werk, denken Sie sich und beginnen gleich mal mit dem Artikel, den Ihr Doktorvater vor einem halben Jahr in »JBC« veröffentlicht hat. Nach einer

▼

knappen halben Stunde werden Ihre Augenlider schwerer und schwerer. Der Schleier der Müdigkeit fällt über Sie wie ein samtener Vorhang. Und verstanden haben Sie bislang eigentlich nur »Bahnhof«.

Als Mediziner hat man es während des Studiums eigentlich fast ausschließlich mit Lehrbuchliteratur zu tun. Die ist genau auf die Bedürfnisse des Studenten zugeschnitten – und außerdem fast immer auf Deutsch. Im Rahmen der Dissertation muss man hingegen Einzelpublikationen auf hohem Niveau lesen. Diese Artikel sind meist unglaublich speziell in der Thematik, die sie behandeln, setzen enorm viel Vorwissen voraus und sind naturgemäß im Sinne der internationalen Wissenschaftssprache auf Englisch abgefasst. Das Lesen dieser Fachliteratur braucht Übung, aber mit etwas Geduld und Ausdauer kann man es lernen.

Nicht verzagen. Sie brauchen nicht verzweifeln, wenn Ihnen der erste Originalartikel, den Sie lesen, ziemlich langweilig vorkommt und Sie das Gefühl haben, er nimmt kein Ende. Das ist ganz normal, und wahrscheinlich ist es selbst den größten Koryphäen der Wissenschaftsgemeinde am Anfang genauso gegangen. Beißen Sie sich einfach mal durch! Und bewahren Sie sich Ihre Zuversicht darauf, dass es irgendwann mal besser wird. Es wird! Schon bald wird Ihnen das Lesen solcher Artikel viel leichter fallen. Und Sie werden lernen, dass man bei vielen Artikeln ganz sicher nicht jeden einzelnen Abschnitt lesen muss.

3.4.1 Herangehensweise an einen Originalartikel

Auf den Abstract kommt es an. Tatsächlich muss man nicht jeden Artikel von vorne nach hinten durchlesen. Sie müssen ja erstmal feststellen, wie relevant der jeweilige Artikel überhaupt für Sie ist. Ein Schritt in diese Richtung wäre, sich zunächst einen Überblick über den Artikel zu verschaffen. Studieren Sie das Inhaltsverzeichnis bzw. die Kapitelüberschriften. Lesen Sie den Abstract. Die Aufgabe des Abstracts besteht ja darin, die wesentlichen Inhalte des gesamten Artikels kurz und präzise zusammenzufassen. Ein guter Abstract führt Sie auf die Thematik hin, erklärt, welche Methoden angewandt wurden, berichtet von den erzielten Ergebnissen und diskutiert diese zusammenfassend. Er besteht also aus genau den gleichen Abschnitten wie der Gesamtartikel: Einleitung, Material/Methoden, Ergebnisse, Diskussion. Nur viel kürzer. Deshalb reicht in vielen

3.4 · Lesen? Gern! Aber was?

Fällen das Lesen des Abstracts auch schon fast aus. Die zentralen Messages sollten Sie dadurch schon vermittelt bekommen. Und anschließend können Sie entscheiden, welche Abschnitte Sie »en detail« noch lesen wollen. Interessiert Sie v. a. eine bestimmte Methode, die die Autoren angewandt haben? Wollen Sie noch mal nachsehen, wie genau die hergestellten Knockout-Mäuse ausgesehen haben? Lesen Sie einfach das, was Sie interessiert. Den Rest lassen Sie weg.

Querlesen lernen. Auch bei wissenschaftlichen Texten muss man lernen, quer zu lesen. Denn nicht immer ist der Abstract gut genug, um gleich einen Eindruck ob der Relevanz des ganzen Artikels gewinnen zu können. Das Querlesen hilft dann, den Text auf relevante Bestandteile und wichtige Informationen »durchzuscannen«. Man muss versuchen, davon wegzukommen, Wort für Wort zu lesen. Denn das Lesen eines Textes Wort für Wort kostet an sich schon sehr viel Zeit. Darüber hinaus geht es mit weiterem »Zeitbremsen« einher, nämlich dem häufigen gedanklichen Abschweifen und (in Folge dessen) immer wieder notwendigen Rücksprüngen im Text.

Blickspanne erweitern. Will man das Querlesen trainieren, dann muss man üben, die Blickspanne zu erweitern. Es geht hierbei vielmehr darum, die Wörter in Gruppen zu erfassen und auf Schlüsselbegriffe zu durchforsten, als jedes Wort einzeln zu fixieren und in seiner jeweiligen Bedeutung wahrzunehmen. Ein verstehendes Lesen ist auf diesem Weg natürlich nicht möglich. Sobald man entsprechende Schlüsselbegriffe entdeckt hat, muss man doch dazu übergehen, einzelne Sätze bis Abschnitte ganz zu lesen.

✅ Checkliste Lesen eines Artikels
- ✓ Sobald man sich entschieden hat, dass ein Artikel tatsächlich relevant ist, dann tut man gut daran, noch mal ganz von vorne anzufangen und den Artikel doch etwas gründlicher zu lesen. Dabei gilt:
- ✓ 1. **Abstract** immer ganz lesen. Gründlich lesen! Wenn sich schon im Abstract herausstellt, dass der Artikel nicht so recht interessant ist, dann hat sich das Weiterlesen schon meist erübrigt.
- ✓ 2. **Einleitung** lohnt sich, v. a. um die Thematik in einen Gesamtzusammenhang einzuordnen. Wenn sich der Autor Mühe gegeben hat, ist die Einleitung wie ein kleiner Review-Artikel zum jeweiligen Thema – und damit die reinste Schatzkiste an Information! Gerade in den Einleitungen findet man häufig Informa-

▼

tionen und Zitationen, die man selbst beim Schreiben der eigenen Dissertation wieder gut gebrauchen kann.

- ✓ 3. **Material und Methoden** kann man beim Lesen fast immer weglassen, außer bei ganz spezifischem Interesse an bestimmten Vorgehensweisen, Protokollen zur Durchführung bestimmter Experimente etc.
- ✓ 4. **Ergebnisse** sind ja gewissermaßen der »Kern« des Papers. Wer jenseits des Abstracts noch an dem Artikel interessiert ist, wird sicher einen Blick auf den Ergebnisteil werfen.
- ✓ 5. **Diskussion** kann interessant sein, muss aber nicht. Hier lohnt sich noch mal das Querlesen. Ggf. finden sich hier wieder interessante Ansätze und Zitate zur Wiederverwertung in der eigenen Dissertation.

> **Vorsicht Falle**
> Gerade beim Lesen der Diskussion sollte man immer extrem vorsichtig sein. Viele Autoren neigen dazu, sich selbst und ihre Ergebnisse maßlos zu überschätzen (tun wir das nicht irgendwie alle?). Unerfahrene Leser lassen sich hier schnell Zusammenhänge vorgaukeln, die manchmal mehr als fragwürdig erscheinen. Deshalb: Kritisch lesen! Ein gesundes Maß an Misstrauen dem Autor gegenüber schadet hier meistens nicht.

3.4.2 Die Kunst, Gelesenes zu erinnern

Die Kunst, Fachartikel zu lesen, besteht v. a. darin, innerhalb einer begrenzten Zeit das Wesentliche eines Textes zu erfassen, zu verstehen und sich im Idealfall an das Gelesene nach einiger Zeit auch noch zu erinnern. Leider sind Originalarbeiten so angefüllt mit Information und so sehr angereichert mit Details, dass beim einfachen Durchlesen oft gar nichts (aber auch **gar nichts**!!!) hängen bleibt. Viele kennen das: Man liest einen Artikel von vorn nach hinten durch, und wenn man sich am Ende die Frage stellt, was denn nun darin stand, dann kann man keinen einzigen Sachverhalt dieses Artikels sinnvoll wiedergeben. Das ist typisch, denn Fachartikel sind nicht darauf ausgelegt, beim Leser Engramme zu bilden. Die wenigsten Autoren gehen mit pädagogischem Impetus ans Schreiben Ihrer Papers. Und ganz davon abgesehen würde das auch nicht der Wissenschaftlichkeit dieser Texte entsprechen. Es handelt sich nun mal nicht um Lehrbuchtexte. Es geht hier fast nur um die Wiedergabe gesammelter Information. Diese Information zu verinnerlichen ist dann v. a. Aufgabe des Lesers selbst.

Aha-Erlebnisse erzeugen. Es gilt, das Gelesene zu verstehen und ständig mit dem eigenen Kenntnisstand zu vergleichen. Sobald man etwas liest, das neu ist und wichtig erscheint, sollte man versuchen, im Kopf ein »Aha-Erlebnis« zu erzeugen. »Aha! Das habe ich ja noch gar nicht gewusst!« Manchmal hilft es, sich vorzustellen, mit einem anderen Kopf als dem eigenen zu denken. Der »eigene« Kopf liest der Artikel, der »andere« hört zu und denkt sich: »Aha!«

Fragen stellen. Im gleichen Zusammenhang bietet sich auch an, Fragen zu definieren, die man an einen Artikel hat. Am besten überlegt man sich noch vor dem Lesen eines Papers, welche Fragen man denn an diesen Artikel hat. Was würde man nach dem Lesen von dem Artikel gerne beantwortet wissen? Und das sollte man dann auch tatsächlich überprüfen. Welche Fragen wurden tatsächlich durch das Gelesene beantwortet? Welche Fragen sind offen geblieben?

Bearbeiten Sie den Artikel. Wenn Sie nur lesen, bleibt mit ziemlicher Sicherheit recht wenig hängen. Engramme bilden sich umso besser aus, je mehr Sie sich mit dem Artikel auseinandersetzen, je mehr Sie mit dem Artikel arbeiten und ihn bearbeiten. Schreiben Sie Bemerkungen an den Rand! Prinzipiell sollte man nie ohne einen Stift in der Hand lesen. Nie ohne einen Textmarker. Markieren Sie! Je bunter, desto besser. Am besten, Sie entwickeln Ihre eigene Farbcodierung Z. B.: gelb = gut zu wissen, grün = wesentliche Befunde, rot = wichtig für die eigene Dissertation, blau = interessante Literaturangabe, Artikel besorgen!

> **Der heiße Tipp**
>
> **Makroglyphen.** Zusätzlich zu einer Farbcodierung können Sie noch ein eigenes System von Makroglyphen (Textsymbolen) erstellen. Dies könnte etwa wie folgt aussehen:
>
> ! wichtige Aussage
> ? unklare Textstelle
> D enger Zusammenhang zur eigenen Dissertation
> Z zitierfähige Aussage
> Z! zitieren!
> ≡ deckungsgleich mit der eigenen Meinung
> ≠ widerspricht der eigenen Meinung
> I! gute Idee (z. B. zum weiteren Vorgehen)

Egal wie Sie den Artikel bearbeiten: Je mehr desto besser. Umso mehr bleibt im Endeffekt hängen. Und gerade weil Markieren, Unterstreichen, Kolorieren und Beschriften so wichtig sind, ist zum gründlichen Lesen eines Artikels das »klassisch« ausgedruckte Exemplar demjenigen auf dem Bildschirm immer noch um Längen überlegen. Denn was du schwarz auf weiß besitzt, das kannst du getrost nach Hause tragen.

Benutzen Sie Exzerpiertechniken. Gerade bei wichtigen, interessanten Artikeln sollte man nach dem Lesen die wesentlichen Inhalte noch mal in eigenen Worten wiedergeben. Am besten, man schreibt nach jedem Artikel eine eigene, kleine, stichwortartige Zusammenfassung. Fünf bis maximal zehn Sätze genügen in der Regel. Indem man sich überlegt, was denn nun die **wesentlichen** Inhalte des Papers sind, stellt man Überlegungen an, die im Endeffekt dafür sorgen, dass man sich an den Artikel erinnert. Und der Clou einer geschriebenen Zusammenfassung liegt darin, dass man Inhalte in **eigene** Worte fasst. Mit diesen kann man sich viel stärker identifizieren, da sie aus einem selbst »herausgeflossen« sind. Auch das trägt zum Erinnern bei.

Eine Alternative dazu ist das sog. **Mindmapping**. Es handelt sich hierbei um eine Methode, mit Hilfe derer man Informationen »gehirngerecht« darstellen kann. Inhalte werden graphisch aufbereitet und in Form von Schlüsselbegriffen verkettet dargestellt. Und so geht's:

3.4 · Lesen? Gern! Aber was?

1. Nehmen Sie ein unliniertes Blatt Papier im Querformat zur Hand.
2. Zeichnen Sie in die Mitte den zentralen Begriff/das Thema/die Frage und ziehen einen Kasten darum herum.
3. Für jeden weiteren Begriff ziehen Sie eine Verbindungslinie vom Ursprung und schreiben Sie den Begriff, am besten in Großbuchstaben, **auf** die Linie.
4. Gibt es noch weitere Unterbegriffe, dann bilden Sie neue Verzweigungen.
5. Wählen Sie immer nur ein einziges Wort pro Zweig (sog. Schlüsselbegriff!). Damit sind Sie gezwungen, die Dinge auf den Punkt zu bringen.

Malen und zeichnen Sie so viel wie möglich! Auch hier gilt wieder: Je bunter, je einfallsreicher, desto besser! Lassen Sie sich was einfallen! Alles ist erlaubt. Nutzen Sie Farben, Formen, Strukturen etc., um bestimmte Dinge zu betonen.

Als Vortragsmitschrift. Das Mindmapping ist auch eine sehr gute Methode für Vortragsmitschriften. Sie werden feststellen, dass Sie auf diese Weise nicht so schnell wegdämmern, besser mitdenken und ruckzuck eine gute, brauchbare und v. a. schnell erfassbare Mitschrift erhalten. Dadurch, dass man sich auf Schlüsselbegriffe festlegen muss, ist man gezwungen, die wesentlichen Aspekte zu erkennen und herauszufiltern.

Als großes Ganzes. Und zu guter Letzt können Sie mittels Mindmapping auch Ihr Promotionsthema und Ihre ganze Doktorarbeit darstellen. Pinnen Sie sich eine große Mindmap an die Wand. Jedes Mal, wenn Ihnen was Neues einfällt, ziehen Sie eine neue Verbindungslinie. So sehen Sie, wie langsam ein großes Bild entsteht. Das ist sichtbarer Fortschritt. Und der wiederum ist Balsam für die geplagte Doktorandenseele.

4 Die Arbeit an sich

4.1 Jetzt geht's los – echt? – 66

4.2 Gut betreut? – 71

4.3 Wie, schon so lange? – 77

4.4 Warum mache ich das eigentlich? – 83

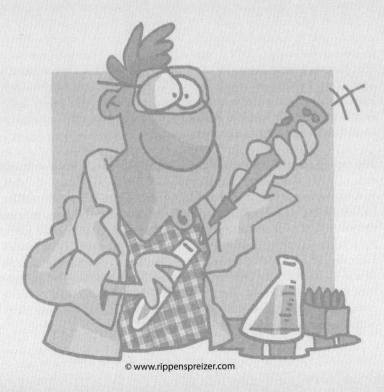

4.1 Jetzt geht's los – echo?

■■■ Wesentliches am Anfang der Arbeit

Der große Tag ist da. Sie haben sich für eine Arbeit entschieden, Sie haben sich in das Thema eingelesen, und jetzt geht's los. Ein neuer, wichtiger Abschnitt innerhalb Ihres Studiums, um nicht zu sagen innerhalb Ihres Lebens, beginnt. Freuen Sie sich auf das, was vor Ihnen liegt! Viele neue, spannende, gute und wichtige Erfahrungen warten förmlich darauf, von Ihnen gemacht zu werden.

Der erste Tag. Das heißt zunächst mal, viele neue Leute kennen zu lernen, sich zurechtzufinden, sich einzuleben. Sie kennen das ja sicher von anderen »ersten Tagen« – dem ersten Tag an der Uni, dem ersten Tag beim Pflegepraktikum, dem ersten Tag bei der Famulatur usw. Auch dieser erste Tag unterscheidet sich von den anderen ersten Tagen nicht wesentlich. Wichtig ist mal wieder v. a., dass Sie offen und aufnahmebereit sind. Am besten, Sie kommen gut ausgeschlafen. Zunächst geht es darum, die Mitglieder Ihrer Arbeitsgruppe kennen zu lernen. Gegebenenfalls kennen Sie die ja sogar schon. Womöglich haben Sie den einen oder anderen kennen gelernt, als Sie sich bei Ihrem Doktorvater vorgestellt haben. Oder Sie haben sogar mal zur Probe für ein paar Wochen mit dem Team zusammengearbeitet, bevor Sie sich für die Arbeit entschieden haben. Sollte dem so sein, dann sind Sie ja eh schon ein »alter Hase«. Falls nicht, dann freuen Sie sich eben heute auf gute, neue Bekanntschaften.

Wichtige Kontakte. Führen Sie sich vor Augen, dass das die Leute sind, mit denen Sie die kommenden Wochen und Monate, gegebenenfalls sogar Jahre, zusammenarbeiten werden. Und das ist nicht wie in Ihrem Semester, wo Sie sich aus 200 Leuten die nettesten 10 zusammensuchen können. Hier existiert eine Gruppe, und Sie kommen von außen dazu. Das Gute daran ist, dass solche Arbeitsgruppen ohnehin eine große Fluktuation aufweisen. Doktoranden kommen und gehen, MTAs haben oft auch nur 2-Jahres-Verträge – und somit ist man es gewohnt, neue Gesichter aufzunehmen und in die Gruppe einzugliedern. Trotzdem sind Sie der oder die »Neue« und werden sicher mit Spannung erwartet. Es ist eine Frage des Anstandes, dass Sie sich bei jedem einzelnen Mitglied der Arbeitsgruppe vorstellen.

4.1 · Jetzt geht's los – echt?

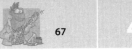

> **Der heiße Tipp**
>
> **Der erste Eindruck.** Sie wissen das vielleicht schon: Es ist oft der erste Eindruck, der zählt. Im Bruchteil von Sekunden entsteht ein Bild des anderen, welches den Gesprächspartner als sympathisch oder unsympathisch einstuft. Natürlich ist dieser Eindruck ein reines »Vor-Urteil«, in das v. a. optische Eindrücke einfließen. Dennoch kann dieser erste Eindruck unser Verhalten für lange Zeit nachhaltig beeinflussen, da wir nun hauptsächlich auf Dinge achten, die in das einmal entwickelte Bild passen. Am besten, Sie versuchen, möglichst ruhig und natürlich aufzutreten. Und wie so oft im Leben: Lächeln kann wahre Wunder bewirken!

Nehmen Sie sich Zeit. Es ist gut, wenn Sie gleich am ersten Tag möglichst viel Zeit mit den Mitgliedern Ihrer neuen Arbeitsgruppe verbringen. Sollten Sie gefragt werden, ob Sie zum gemeinsamen Mittagessen mit in die Kantine oder Mensa kommen wollen, dann nehmen Sie dankend an! Es ist sehr wichtig, gleich zu Beginn eine solide Basis für ein gutes Zusammenarbeiten in den kommenden Monaten zu legen.

Große Vorstellungsrunde. Doch es geht nicht nur darum, die Mitglieder Ihrer neuen Arbeitsgruppe kennen zu lernen. Möglichst noch in der ersten Woche sollten Sie eine große Runde durch das gesamte Institut oder die ganze Abteilung drehen, um sich bei allen Mitarbeitern vorzustellen. Und zwar nicht nur bei Ärzten und Arbeitsgruppenleitern, sondern auch bei Sekretärinnen, Schwestern, MTAs usw. Das ist nicht nur aus Gründen der Höflichkeit geboten, sondern auch aus reinem Eigennutz ratsam – als Neuling werden Sie in den kommenden Wochen auf die Hilfe von vielen angewiesen sein. Am allerbesten lassen Sie sich von Ihrem Betreuer einmal durch die ganze Abteilung führen und vorstellen. So können Sie den Rundgang mit einer »infrastrukturellen Einführung« verknüpfen und sich gleich noch zeigen lassen, wo man kopieren kann, wo die Kaffeemaschine steht, wo das Radioaktivlabor vor sich hin strahlt usw.

Bürokratischer Kram. Neben dem Vorstellen und Kennenlernen gibt es in den ersten Tagen oft eine ganze Menge bürokratischen Kram zu erledigen. Schlüssel, Magnetkarten, Internetzugang und Passwörter warten förmlich darauf, von Ihnen abgeholt bzw. beantragt zu werden. Am besten bringen Sie das alles ganz schnell hinter sich – sonst sind Sie nur unnötig blockiert, weil Sie nicht ins

Internet können, weil Sie abends, wenn Sie noch mal schnell das Medium in Ihrer Zellkultur wechseln wollen, vor verschlossenen Türen stehen usw. Neben diesen kleineren Formalien und Besorgungen sollten Sie sich aber auch frühzeitig erkundigen, welche Voraussetzungen noch erfüllt sein wollen, damit Sie Ihre Arbeit beginnen und mit Ihren Experimenten durchstarten können.

Falls es sich um eine **Arbeit an und mit Patienten** handelt, muss geklärt sein, ob eine Genehmigung durch den Ethik-Ausschuss der Universität nötig ist und wenn ja, ob diese vorliegt. Falls Sie Experimente an Versuchstieren durchführen, gilt Ähnliches. Alle **Tierversuche** müssen gemäß Tierschutzgesetz genehmigt sein. Sie werden intern von Tierschutzbeauftragten und extern vom Veterinäramt überwacht. Jeder, der an der Uni Tierversuche durchführt, muss zunächst einen entsprechenden Einführungskurs in tierexperimentelle Techniken ablegen. Diese Kurse werden meist vom Tierschutzbeauftragten der Universität angeboten. In keinem Fall sollten Sie mit Tierexperimenten beginnen, bevor Sie diesen Kurs besucht haben. Das könnte Ihnen rechtlich nämlich das »Genick brechen« und zu saftigen Strafen führen. Ganz egal, ob Sie an Patienten, Versuchstieren oder nur mit staubigen Akten arbeiten, sollten Sie sich erkundigen, ob ein Besuch beim **Betriebsarzt** der Universität für Sie notwendig ist oder nicht.

Jetzt geht's los. Echt? Nun gut. Sie haben sich überall vorgestellt, Sie haben allen bürokratischen Kleinkram erledigt. Jetzt kann es also richtig losgehen. In den ersten Tagen und vielleicht sogar Wochen wird es primär darum gehen, anderen über die Schulter zu schauen bzw. unter Anleitung die verschiedenen Methoden zu erlernen, mit denen Sie sich im Rahmen Ihrer Dissertation auseinandersetzen werden. Dass Sie sich dabei immer mal wieder überfordert fühlen werden, ist ganz normal. Natürlich haben alle anderen mehr Ahnung als Sie. Aber schon bald werden Sie selbst derjenige sein, der gut Bescheid weiß. Kein anderer in Ihrem direkten Umfeld und vielleicht sogar kein anderer weltweit wird sich mit dem Thema Ihrer Dissertation so gut auskennen wie Sie. Gerade in den ersten Tagen beim Erlernen der Methoden und beim Herantasten an die Materie ist es tröstlich, sich dies immer wieder vor Augen zu führen.

Für die »Experimentellen«. Da Sie speziell in den ersten Tagen und Wochen ganz stark auf die Hilfe Ihrer Kollegen (v. a. anderer Doktoranden und TAs) angewiesen sein werden, ist es wichtig, dass Sie möglichst viel Zeit mit diesen Personen verbringen – soll heißen, dass Sie in Sachen Arbeitszeit möglichst viel

4.1 · Jetzt geht's los – echt?

Overlap haben. Das ist gerade bei experimentellen Arbeiten von großer Bedeutung. Wenn die TAs in Ihrem Labor von 8 Uhr morgens bis 16.30 Uhr nachmittags arbeiten, dann macht es wenig Sinn, wenn Sie erst nach dem Mittagessen im Labor auftauchen. Falls Sie sich also entschieden haben sollten, erstmal kein Freisemester für die Doktorarbeit zu nehmen, wäre es z. B. sinnvoll, in den Semesterferien zu beginnen, um den besagten Overlap herstellen zu können und ein gründliches Einarbeiten zu gewährleisten.

> **Der heiße Tipp**
>
> **Maximaler Overlap.** Falls Sie sich für die Variante »Freisemester« entschieden haben, dann gilt der Ratschlag »maximaler Overlap« für die gesamte Zeit der Datenerhebung. Sie können in hohem Maße davon profitieren, wenn Sie möglichst viel Zeit gemeinsam mit den anderen Mitgliedern des Teams im Labor bzw. in der Abteilung verbringen. Nicht nur, dass Sie viel stärker in das Team hineinwachsen und ein Teil des Ganzen werden. Sie werden auch feststellen, dass Sie ganz eigennützig davon profitieren werden. Wenn Sie sich mit den TAs gut stellen, werden diese ab und zu vielleicht sogar mal ein paar Jobs für Sie übernehmen.

Buchführung von Anfang an. Doch zunächst sind Sie mal dran. Es geht darum, dass Sie die Methoden gründlich erlernen, mit denen Sie die Daten für Ihre Doktorarbeit erheben wollen. Denken Sie daran, dass es unglaublich wichtig ist, vom ersten Tag an gut und gründlich Buch zu führen. Am besten legen Sie sich ein richtiges »Laborbuch« an, in welchem Sie Tag für Tag Ihre Experimente mitprotokollieren und auch die Ergebnisse bzw. zumindest Kopien davon einheften und kommentieren. Ein gut geführtes Laborbuch wird beim Schreiben der Dissertation von unschätzbarem Wert sein. Ein schlampig geführtes hingegen kann Sie in den Wahnsinn treiben. Wer kann sich schon nach Monaten und Jahren noch daran erinnern, ob er die PCR mit 40 Zyklen zu je 30 Sekunden laufen hatte oder mit 30 Zyklen zu je einer Minute? Eine gute Buchführung ist schon die halbe Miete für Ihre erfolgreiche Doktorarbeit.

Für die »Kliniker«. Auch für all diejenigen, die eine prospektive Studie mit Patienten planen, sind gerade die ersten Tage und Wochen von besonderer Bedeutung. Zunächst geht es darum, ein sorgfältiges Studiendesign zu entwerfen. Sobald Sie aber an dem Punkt sind, dass Sie Patienten für Ihre Studie rekrutieren müssen, gilt Ähnliches wie für die »Experimentellen«. Es geht darum, sich bei allen in der Klinik vorzustellen und Kontakte zu knüpfen. Nehmen Sie sich Zeit für einen oder mehrere Rundgänge durch die Klinik. Schauen Sie auf jeder Station vorbei, von der Sie sich »Patientengut« erwarten und sprechen Sie möglichst mit jedem Stationsarzt und jeder Krankenschwester. Nehmen Sie sich Zeit und erklären Sie in einfachen, aber eindrücklichen Worten, warum Ihre Studie gut und sinnvoll ist. Machen Sie deutlich, dass Sie auf die Mitarbeit Ihrer Gesprächspartner angewiesen sind. Versuchen Sie, einen Teamgeist aufkommen zu lassen. Bedenken Sie, dass Krankenschwestern in aller Regel Schicht arbeiten, und schauen Sie daher am besten auf der gleichen Station ein Mal morgens und ein Mal abends vorbei.

> **Der heiße Tipp**
>
> **Offizielle Ankündigung.** Vielleicht gibt es neben Instruktion der Ärzte und Schwestern auf Station auch noch die Möglichkeit, im Rahmen eines Seminars, an dem alle Ärzte der Klinik teilnehmen, auf den Beginn der neuen Studie aufmerksam zu machen. Gegebenenfalls räumt man Ihnen im Rahmen der Mittagsbesprechung oder im Rahmen eines wöchentlich stattfindenden Seminars eine Viertelstunde Redezeit ein. Somit wird das ganze Unternehmen auf ein etwas offizielleres Fundament gestellt. Im Idealfall betont auch der Klinikchef im Anschluss an Ihren Kurzvortrag, dass er die Teilnahme an dieser Studie für wichtig hält und dass er die Unterstützung von Seiten aller erbittet.

Ein Schlusssatz für alle. Zu guter Letzt geht es noch darum, dass Sie möglichst rasch auch thematisch den Einstieg ins Thema finden. Ein gutes und gründliches Literaturstudium ist hierfür unerlässlich. Denn auch inhaltlich werden Sie gerade am Anfang immer mal wieder das Gefühl haben, dass Sie eigentlich von nichts eine Ahnung haben. Aber es ist intellektuell von allergrößter Bedeutung, dass Sie es vermögen, sich und Ihre Arbeit in einen größeren Gesamtzusammenhang einzuordnen. Niemals sollten Sie irgendwelche Experimente beginnen, ohne zu wissen, was Sie machen und warum Sie das machen. Die beste Überprüfung Ihres eigenen Kenntnisstandes erhalten Sie, wenn Sie Ihr Thema anderen, Außenstehenden, erklären. Sobald Sie in der Lage sind, Ihren Freunden in einfachen Worten zu erklären, womit Sie sich bei Ihrer Arbeit beschäftigen, dürfen Sie sich sicher sein, dass auch bei Ihnen selbst der »Groschen

4.2 · Gut betreut?

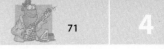

gefallen« ist. Um an diesen Punkt zu kommen, hilft allerdings nur eines. Lesen, lesen, lesen!

✓ Checkliste Guter Start
- ✓ Rundgang durch die ganze Abteilung
- ✓ Vorstellen bei allen Mitarbeitern
- ✓ Besuch beim Betriebsarzt notwendig?
- ✓ Genehmigung durch Ethik-Ausschuss notwendig?
- ✓ »Tierkurs« notwendig?
- ✓ Arbeitsplatz einrichten, Ablage- und Ordnersystem erstellen
- ✓ Laborbuch zulegen
- ✓ Zugang zum Arbeitsplatz sicherstellen: Schlüssel, Magnetkarte, etc. besorgen
- ✓ Zugang zum Inter- und/oder Intranet sicherstellen: Benutzernamen und Passwort besorgen

4.2 Gut betreut?

▪▪▪ Wenn keiner sich zuständig fühlt

Jeder fünfte medizinische Doktorand in Deutschland bricht seine erste Doktorarbeit vor Fertigstellung ab. Manche tun dies schon nach einigen Wochen, andere nach einigen Monaten, manche erst nach mehreren Jahren. Wertvolle Studienzeit wird dadurch verplempert – und noch viel schlimmer: wertvolle Motivation geht manchmal unwiederbringlich verloren. Der häufigste Grund für einen Abbruch: Schlechte Betreuung.

Wie oben schon deutlich betont (▶ Kap. 2.6), ist eine gute Betreuung für den Erfolg einer medizinischen Dissertation vielleicht der bedeutsamste Faktor überhaupt. Deshalb sollte man sich bei der Auswahl einer Arbeit auch ganz genau mit der Frage auseinandersetzen, ob die Voraussetzungen für eine sorgfältige Betreuung gegeben sind oder nicht. Hier noch mal eine kleine Checkliste zum Überprüfen dieser Voraussetzungen:

✅ Checkliste Betreuung

- ✓ Termine bei Doktorvater bzw. Betreuer? Tage oder Monate an Wartezeit?
- ✓ Wer ist der unmittelbare Betreuer? Wer dient als alternativer Ansprechpartner?
- ✓ Wie viel Zeit verbringt der unmittelbare Betreuer im Labor?
- ✓ Welche anderen Verpflichtungen und »Jobs« hat der Betreuer?
- ✓ Sind regelmäßige Treffen mit dem Doktorvater vorgesehen oder nicht?
- ✓ Was sagen ehemalige bzw. derzeitige Doktoranden der Arbeitsgruppe zum Thema »Betreuung«?

Wer sich im Voraus schon ein paar Gedanken zum Thema »Betreuung« macht und sich der Bedeutung des Themas bewusst ist, kann das Risiko, auf die Nase zu fallen, sicher deutlich minimieren. Eine Gewissheit, gut und intensiv betreut zu sein, kann und wird es jedoch letztlich nie geben. Doch auch während der Zeit, in der man an der Dissertation arbeitet, kann man als Doktorand seinen Beitrag dazu leisten, dass man beim Betreuer nicht ganz in Vergessenheit gerät.

Teamgeist wecken. Die Erfahrung fertiger Promovenden sagt, dass es gerade in der Anfangszeit ratsam ist, einen möglichst engen Kontakt zu Betreuer und Doktorvater zu suchen. Wenn Sie sich von Anfang an immer nur im stillen Kämmerlein verziehen und nur so vor sich hin arbeiten, werden Betreuer und Doktorvater entweder das Gefühl bekommen, dass Sie von deren Seite keine Hilfe benötigen oder (noch schlimmer) dass Sie das Projekt nicht richtig ernst nehmen und nicht mit vollem Engagement bei der Sache sind. Je mehr Sie von Anfang an miteinander kommunizieren, desto stärker wächst auch auf beiden Seiten das Interesse am »gemeinsamen« Projekt. Wichtig ist in diesem Zusammenhang, dass Sie nicht nur positive Ergebnisse weiter kommunizieren und diskutieren, sondern auch Rückschläge miteinander besprechen und sich gemeinsam auf die Suche nach möglichen Fehlern begeben. So entsteht von Anfang an ein Teamgeist, der Ihnen hoffentlich über die ganze Zeit Ihrer Arbeit erhalten bleibt.

Arbeitsgruppen-Meeting. Wenn Sie Glück haben, dann gibt es in Ihrer Arbeitsgruppe regelmäßige Besprechungen und Gruppentreffen. Ein Mal pro Woche oder alle 14 Tage treffen sich alle Mitglieder der Arbeitsgruppe, um die aktuellsten Forschungsergebnisse zu besprechen. Falls es so etwas in Ihrer Arbeitsgruppe noch nicht gibt, können Sie es vielleicht anregen. Denn so ein regelmäßiges Gruppen-Meeting ist gleich in mehrerlei Hinsicht sehr wertvoll:

4.2 · Gut betreut?

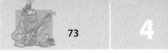

- Sie selbst machen sich Gedanken darüber, was Sie in den vergangenen Tagen/Wochen erreicht haben.
- Sie werden mit der Frage konfrontiert, was diese Ergebnisse bedeuten und wie es weitergeht.
- Sie können üben, Ihre Ergebnisse verständlich und strukturiert vor anderen darzustellen.
- Sie können Ihre Ergebnisse mit anderen besprechen und diskutieren.
- Die Mitglieder Ihrer Arbeitsgruppe können Ideen und Verbesserungsvorschlägen mit einbringen.
- Sie erhalten regelmäßig ein Feedback auf Ihre Arbeit.

Instituts-Seminare. Viele Institute haben ein regelmäßiges, internes Seminar, in welchem einzelne Mitglieder der Gruppe ihre aktuellen Forschungsergebnisse präsentieren. Oft wird auch von Doktoranden erwartet, dass sie in diesem Rahmen ein Mal jährlich ihre Ergebnisse vorstellen. Das ist nicht als Schikane oder Belastung zu sehen, sondern als Chance! Es ist dies zum einen eine großartige Gelegenheit, die eigenen Ergebnisse in größerer Runde zu präsentieren und damit das wissenschaftliche Vortragen zu üben. Zum anderen kann es außerordentlich wertvoll sein, die Einschätzung und das Urteil anderer erfahrener Kollegen einzuholen statt immer nur das des eigenen Betreuers. Vier Augen sehen schließlich mehr als zwei – und sechs mehr als vier usw. An manchen Instituten gibt es sogar spezielle Doktoranden-Seminare, in welchen nur die Doktoranden der Abteilung regelmäßig ihre Ergebnisse präsentieren und diskutieren. Solcherlei Seminare sind zugleich eine gute Plattform, um die Interessen und Probleme der jeweiligen Doktoranden zu besprechen und sich mit »Gleichgesinnten« auszutauschen.

> **Der heiße Tipp**
>
> **Regelmäßige Treffen.** Es ist immer gut, wenn etwas regelmäßig und institutionalisiert stattfindet. So können Sie Ihrem Betreuer etwa vorschlagen, dass Sie sich ein Mal pro Woche mit ihm treffen, um Ergebnisse und weiteres Vorgehen zu besprechen, z. B. jeden Dienstag von 8.00 bis 8.45 Uhr. Gleiches gilt für Ihren Doktorvater. Hier reicht sicherlich ein Treffen pro Monat. Aber auch das ist wichtig. Der Betreuer kann Ihnen Ratschläge zu einzelnen Experimenten und Datenerhebungen geben. Der Doktorvater bewahrt den Überblick und lenkt Ihre Dissertation »als Ganzes« in die richtige Richtung.

Trotz allem schlecht betreut? Wer sich trotz aller Tipps und Tricks schlecht betreut fühlt, der muss sich überlegen, woran das liegen könnte und welche Konsequenzen man daraus ziehen muss.

Zu Beginn. Insbesondere diejenigen, die schon ganz am Anfang das Gefühl haben, bei weitem nicht so gut betreut zu sein, wie sie sich das gewünscht hätten, sollten sich fragen, ob sie vielleicht unrealistische Erwartungen in Sachen Betreuung hatten. Man sollte sich diesbezüglich vor Augen führen, dass es zwischen Doktorand und Betreuer und in noch weit stärkerem Maße zwischen Doktorand und Doktorvater ein »Bedeutsamkeits-Gefälle« gibt. Während die Dissertation für Sie als Doktorand von heute auf morgen womöglich Dreh- und Angelpunkt allen Interesses ist, ist es für Ihren Betreuer bzw. den Doktorvater eben doch nur eine Aufgabe von vielen, sich für Sie und den Fortgang Ihrer Untersuchungen zu interessieren. Gegebenenfalls müssen Sie Ihre Erwartungen ein wenig relativieren.

Falls Sie aber trotz all dieser Überlegungen immer noch der Meinung sind, dass Sie von Anfang an nur unzureichend betreut sind, dann sollten Sie möglichst bald das Gespräch mit Ihrem Betreuer suchen. Lassen sich auch nach dieser »Krisensitzung« keine Verbesserungen erzielen, sollten Sie darüber nachdenken, ob es sich lohnt, frühzeitig die »Reißleine« zu ziehen. Darauf zu warten, dass die Betreuung von heute auf morgen »einfach so« besser wird, ist sicher unrealistisch. Dann vielleicht doch lieber ein »Ende mit Schrecken« als ein »Schrecken ohne Ende«.

Im fortgeschrittenen Stadium. Wenn Sie hingegen schon eine ganze Zeit lang an Ihrer Dissertation gearbeitet haben und plötzlich das Gefühl haben, Ihr Betreuer interessiert sich nicht mehr für Ihre Belange und ihre Arbeit, dann ist guter Rat teuer. Ein Abbruch kommt ja nach einer gewissen Zeit kaum noch in Frage. Der Ausweg liegt dann weniger in der Flucht, als vielmehr in der Klärung vorhandener Probleme. Es ist in diesem Fall zunächst zu klären, woran das vermeintliche Desinteresse liegen könnte. Seien Sie selbstkritisch! Vielleicht liegt es ja sogar an Ihnen und Ihrem Verhalten, dass sich Ihr Betreuer nicht mehr so sehr für Ihre Arbeit interessiert. Viele Doktoranden legen gerade in den ersten Wochen und Monaten einen geradezu atemberaubenden Enthusiasmus an den Tag. Doch irgendwann kommt der Forscherfrust. Es läuft nicht mehr so gut im Labor, oder die Patientenrekrutierung lässt nach und Sie haben nach der 120. Patientenakte einfach keine Lust mehr auf tiefe Beinvenenthrombose.

4.2 · Gut betreut?

Wenn sich der Doktorand aber im Labor nicht mehr regelmäßig sehen lässt bzw. wenn er den Betreuer nicht mehr regelmäßig über den Fortgang der Untersuchungen auf dem Laufenden hält, dann löst das natürlich auch auf der Gegenseite eine gewisse Reaktion aus.

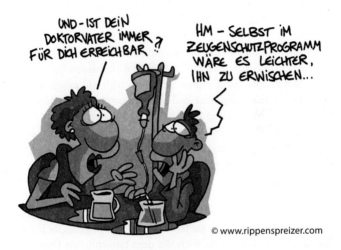

© www.rippenspreizer.com

Suchen Sie in jedem Fall das Gespräch mit Ihrem Betreuer und/oder mit Ihrem Doktorvater, wenn Sie das Gefühl haben, nicht mehr adäquat betreut zu sein. Vieles lässt sich klären, sobald es nur angesprochen wird. Für den schlimmsten aller Fälle gibt es auch noch die Möglichkeit, sich beim Dekan über den Betreuer zu beschweren. Ein solcher Schritt sollte aber gut überlegt sein. Damit werden Sie Ihren Betreuer zwangsläufig sehr verärgern. Und das wird weder für den Fortgang Ihrer Untersuchungen, noch für Ihre abschließende Beurteilung besonders dienlich sein. Bleiben Sie also hartnäckig. Machen Sie höflich, aber bestimmt, und falls nötig immer und immer wieder auf Ihre Belange aufmerksam.

Was tun, wenn der Betreuer die Uni wechselt? Jeder Doktorand wünscht sich natürlich, möglichst von Anfang bis zum Ende durchgehend von einem einzigen Ansprechpartner betreut zu werden. Die meisten Studenten machen sich auch gar keine Gedanken, dass dem vielleicht nicht so sein könnte. Doch gerade bei jungen Privatdozenten oder auch einem W1- oder W2-Professor muss man immer damit rechnen, dass diese sich von der Uni weg bewerben und jede

Chance nutzen werden, auf eine W3-Position zu springen, sobald sie tatsächlich einen Ruf dazu erhalten. Deshalb sollte man möglichst schon in den Vorgesprächen klären, ob Ortswechsel von Seiten des Betreuers oder des Doktorvaters anstehen oder zumindest in Frage kommen. Allerdings werden die wenigsten Betreuer tatsächlich so gemein sein und bei bereits geplantem Ortswechsel noch Dissertationen am »alten« Ort anbieten.

Die Gerüchteküche brodelt. Wenn Sie mitten in der Datenerhebung für Ihre Doktorarbeit sind und sich plötzlich die Zeichen dafür häufen, dass Ihr Betreuer vielleicht gehen könnte, dann sollten Sie ihn so früh wie möglich darauf ansprechen. Durch offene Gespräche und eine vorausschauende Planung, an der möglichst beide Seiten beteiligt sind, lassen sich die mit einem Ortswechsel verbundenen Probleme hoffentlich minimieren. Fragen Sie nach, ob und wie die weitere Betreuung gewährleistet wäre, falls es zu einem Ortswechsel noch vor Abschluss der Datenerhebung für die Dissertation kommen sollte.

Ortswechsel brauchen Zeit. Das Gute an Ortswechseln innerhalb der deutschen Hochschullandschaft: Selten gehen sie zügig vonstatten. Meist zieht sich so etwas über Monate oder gar Jahre hin. In aller Regel bleibt für die Doktoranden also ausreichend Zeit, noch vor dem tatsächlichen Umzug der Arbeitsgruppe die Datenerhebung abzuschließen. Genau das sollte dann auch Ihr Ziel sein. Sobald Sie nämlich erst mal in der Phase des Schreibens sind, dürfte der Ortswechsel Ihres Betreuers für Sie eigentlich kein größeres Problem mehr darstellen. Texte und Korrekturvorschläge lassen sich ja problemlos hin und her schicken. Es ist jedoch sinnvoll und realistisch, zwei bis drei Besuche bei Ihrem Betreuer einzuplanen, bevor es zur endgültigen Abgabe der Arbeit kommt. Es ist unrealistisch zu erwarten, dass Ihnen Ihr Betreuer entgegengefahren kommt.

Falls es aber doch mal ungünstig läuft und Sie sich noch in einer frühen Phase Ihres Dissertationsvorhabens befinden, dann wird es nötig werden, dass Sie (zusammen mit Ihrem bisherigen Betreuer) einen adäquaten »Ersatz« finden, der an Ihrer Uni arbeitet. In den meisten Fällen findet sich aber auch hier eine für alle Seiten zufrieden stellende Lösung.

Falls »nur« Ihr Doktorvater wechselt (und nicht Ihr Betreuer), ist die Sache nur halb so schlimm. Die Ratschläge Ihres Doktorvaters können Sie auch problemlos per e-Mail einholen und ebenso können Sie ihm ein Mal monatlich einen kleinen Zwischenbericht zumailen. Der Doktorvater behält auch nach vollzogenem Ortswechsel weiterhin das Recht der Erstbegutachtung. Allerdings muss das Promotionsvorhaben gegebenenfalls noch vor dem Wechsel beim Promotionsausschuss angemeldet werden. Diesbezüglich müssen Sie sich rechtzeitig bei dem Promotionsbüro Ihrer Universität erkundigen.

Der absolute Extremfall. Ihr Doktorvater stirbt. Dann müssen Sie einen anderen habilitierten Dozenten finden, der Ihre halbfertige Arbeit weiter betreut. Mit großer Wahrscheinlichkeit findet sich einfach ein anderer Dozent des gleichen Lehrstuhls, der diese Aufgabe übernimmt. Ansonsten stehen Ihnen das Dekanat bzw. der Promotionsbeauftragte Ihrer Universität in dieser Ausnahmesituation sicher gerne mit Hilfe zur Seite.

4.3 Wie, schon so lange?

▪▪▪ Wenn der Zeitdruck kommt

Zeit, die wir uns nehmen, ist Zeit, die uns etwas gibt.

(Ernst Ferstl)

Falsche Vorstellungen. Von der wundersamen »medizinischen Doktorarbeit in 4 Monaten« haben Sie sicher auch schon gehört. Vor allem Nicht-Mediziner scheinen darüber extrem gut Bescheid zu wissen, denn mit bestechender Regelmäßigkeit wird man von BWLern, Biologen oder Juristen über dieses Thema aufgeklärt. Erlebt habe ich eine solche »Erfolgsstory« aber leider noch nie – weder am eigenen Leib, noch im Freundeskreis und auch nicht bei sonst jemandem, den ich persönlich kannte. Stattdessen kenne ich unzählige Beispiele für das andere Extrem – die sog. »Never ending Stories«.

Schmerzhafte Realität. Aber genau diese Diskrepanz zwischen weitläufiger Vorstellung und der eigenen Erfahrung in Sachen medizinischer Dissertation führt bei vielen Medizinern zu einem hohen Maß an Frustration, wenn Sie schmerzlich selbst erfahren, dass es halt doch viel länger dauert als gedacht. Die meisten beginnen ihre Arbeit schon mit total unrealistischen Vorstellungen in Sachen Dauer und Arbeitsaufwand. Diese Fehleinschätzung wird jedoch auch durch unrealistische Zeitangaben von Seiten der potenziellen Betreuer und Doktorväter getriggert. Aber ist es ein Wunder, dass diese dazu neigen, in Sachen Zeitrahmen tiefzustapeln? Welcher Mediziner würde denn schon eine

Arbeit annehmen, die (realistisch) auf zweieinhalb Jahre angelegt ist? Daraus folgt (▶ Kap. 2.5), dass Sie auf die im Vorgespräch propagierten Zeitangaben Ihres Betreuers gut und gerne 50% draufschlagen dürfen, um letztlich zu einer realistischen Einschätzung zu kommen.

> **Der heiße Tipp**
>
> **Realistische Zeiteinschätzung.** Es wird Ihnen gut tun, von Anfang an eine realistische Vorstellung vom zeitlichen Rahmen Ihres Dissertationsvorhabens zu haben. Wie furchtbar ist es nämlich, wenn man ständig sich selbst hinterher rennt und sich womöglich auch noch von außen unter Zeitdruck setzen lässt. Rechnen Sie damit, dass es länger dauert, als die anderen Ihnen versprechen. Wenn's am Ende doch flott gehen sollte – umso besser!

Rasanter Start. Typischerweise geht am Anfang alles schön zügig, und man freut sich, dass man so prächtig vorankommt. Wenn dann aber die erste Hochphase durchschritten ist, wenn die Experimente über mehrere Wochen einfach nicht klappen wollen, wenn in der Klinik die Rekrutierung der entsprechenden Patienten stagniert, dann wird es schwieriger, sich immer wieder aufs Neue zu motivieren. Doch gerade Motivation ist notwendig, um »weiterzumachen«, um »am Ball« und damit im zeitlichen Rahmen zu bleiben.

Zähes Ende. Spätestens aber wenn die Daten erhoben sind, wird es zunehmend schwierig. Dann kommt nämlich die Phase der Datenauswertung und Schreiberei – zwangsläufig verbunden mit dem meist sehr zeitaufwendigen Literaturstudium. Das ist dann genau der Zeitabschnitt, in dem man die Leute über Monate hinweg sagen hört: »Mit der Doktorarbeit bin ich fast fertig. Ich muss jetzt nur noch schreiben.« Doch gerade diese Phase ist nicht zu unterschätzen. Sie ist überaus zeit- und arbeitsintensiv. Sie werden das spätestens verstehen, wenn Sie selbst mitten in der Phase des »nur noch« Schreibens stecken.

Das Problem mit der Schreiberei ist ein vielfältiges. Zuallererst ist es ein Problem der Kreativität. Während Datenerhebung und Experimente im Rahmen einer medizinischen Doktorarbeit weitgehend Fleißarbeit sind und unter viel Supervision durchgeführt werden, ist man bei der Schreiberei plötzlich ganz auf sich alleine gestellt. Und man hat wenig, an dem man sich orientieren könnte. Es muss hier tatsächlich »kreativ« etwas neu geschaffen werden.

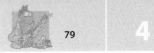

4.3 · Wie, schon so lange?

Das zweite Problem ist, dass man während des Studiums nicht gelernt hat, wie man wissenschaftliche Texte schreibt. Und es ist wirklich nicht einfach, so etwas zu schreiben – es kostet einige Mühe, sich da hineinzuarbeiten.

Drittens kann man so eine Dissertation nicht einfach mal »nebenher« schreiben. Es hat überhaupt keinen Sinn, sich nach einem langen Studientag an den Computer zu setzen in der Hoffnung, mal schnell vor dem zu Bett Gehen noch zwei Seiten Doktorarbeit in die Tastatur zu hacken. Eine Doktorarbeit schreibt sich eben nicht so locker flockig wie eine Mail an Freunde. Es kostet Zeit, sich in die Thematik hineinzudenken, und man muss einen freien Kopf haben – 100%ig fokussiert auf das Eine und Wichtige: die Dissertation.

Freiräume schaffen. Das heißt, dass man sich Freiräume schaffen muss – Freiräume, die einem gestatten, sich voll und ganz auf das Schreiben der Doktorarbeit zu konzentrieren. Ideal sind Zeiträume von mindestens vier Wochen. Erfahrungsgemäß lässt sich etwa in drei bis vier Wochen eine Einleitung schreiben. Ein Ergebnisteil braucht vier bis acht Wochen, eine Diskussion wiederum ist in vier Wochen zu schaffen. Semesterferien sind also geradezu ideal geeignet, das große Vorhaben in Angriff zu nehmen. Womit wir bei einem anderen Thema wären, denn Semesterferien gibt es ja bekanntlich nur während des Studiums.

Schreiben im PJ? Wer erst mal im PJ ist oder sogar schon als Assistenzarzt arbeitet, der hat oft die allergrößten Schwierigkeiten, zum Schreiben zu kommen. In der Regel ist das ja ohnehin schon eine anstrengende und überaus arbeitsintensive Zeit. Und mit 20 Urlaubstagen pro Jahr kommt man auch nicht weit (ganz abgesehen davon, dass man die vielleicht für etwas anderes verwenden will als zum Schreiben der Dissertation).

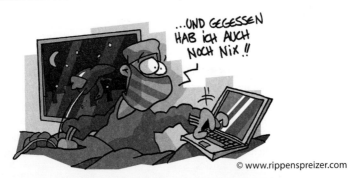

© www.rippenspreizer.com

Und so kommen viele in einen furchtbaren Teufelskreis hinein. Je länger man die Arbeit vor sich herschiebt, desto schwieriger wird es, sich tatsächlich aufzuraffen und mit dem Schreiben zu beginnen. Sobald die Datenerhebung nämlich erst mal ein paar Jährchen zurückliegt, kostet es ungleich mehr Mühe, sich in die ganze Sache wieder hineinzudenken. Wenn dann die Aufzeichnungen und Mitschriebe nicht herausragend gut sind, steht man gänzlich auf verlorenem Boden.

Schnelllebige Wissenschaft. Doch es ist nicht nur diese Problematik allein. Man sollte auch bedenken, dass sich die Literatur ständig erneuert. Selbst ein einziges Jahr Pause zwischen dem Schreiben einzelner Abschnitte der Dissertation bedeutet, dass man noch mal eine neue Literaturrecherche durchführen muss – und auch das bereits Geschriebene im Hinblick auf neue Erkenntnisse und Veröffentlichungen noch mal überarbeiten sollte. Ganz abgesehen davon, dass man Gefahr läuft, dass die eigenen Ergebnisse mittlerweile überholt und uninteressant sind, weil jemand anderes in der Zwischenzeit Ähnliches, Gleiches oder aber auch Gegenteiliges veröffentlicht hat.

> **Vorsicht Falle**
>
> Wer sich mit dem Schreiben der Arbeit zu lange Zeit lässt, vertut an vielen deutschen Universitäten die Chance, um ein **Rigorosum**/eine **Disputation** herum zu kommen. Die Promotionsordnungen etlicher Unis sehen nämlich vor, dass der Promovend von der mündlichen Prüfung befreit wird, wenn seit dem Abschluss der ärztlichen Prüfung nicht mehr als zwei Jahre vergangen sind.

4.3.1 Wie Sie dem Zeitdruck entkommen

Der erste und wichtigste Ratschlag. Versuchen Sie, mit Ihrer Doktorarbeit so früh wie möglich im Studium zu beginnen! Wenn Sie nach dem 4. Semester den ersten Abschnitt der ärztlichen Prüfung hinter sich gebracht haben, dann liegen drei lange Jahre bis zum PJ und vier lange Jahre bis zur nächsten großen Prüfung vor Ihnen. Ideal, jetzt ziemlich rasch mit der Dissertation zu beginnen – und diese möglichst noch vor dem PJ abzuschließen! Genau dies sollte dann auch Ihr großes Ziel sein: Fertigstellung der Doktorarbeit vor dem Eintritt ins PJ – inklusive Schreiberei.

Neue Approbationsordnung. Die Zeiten, in denen Medizinstudenten wochenlang keine Vorlesung besuchten und stattdessen im Labor standen, um für ihre Doktorarbeit zu schuften, sind an den meisten deutschen Unis vorbei. Die neue Approbationsordnung verlangt, dass jedes Fach mit einer Prüfung abschließt und die Leistungen des Studenten benotet werden. Viele Unis haben darüber hinaus strenge Anwesenheitspflichten für Kurse und Vorlesungen eingeführt. Dies lässt dem Studenten weniger Freiräume und Flexibilität, die Dissertation in den Studienalltag »einzuflechten«. Umso mehr Sinn macht es, sich ein oder zwei Freisemester zu nehmen, statt die Datenerhebung oder die Schreiberei immer nebenher laufen zu lassen.

Sinnvolles Freisemester? Dabei ist jedoch zu beachten, dass nicht jede Arbeit dafür geschaffen ist, »en bloc« abgearbeitet zu werden. Dies gilt z. B. für klinische Arbeiten, die die Rekrutierung geeigneter Patienten erfordern. Hier macht es oft sogar überhaupt keinen Sinn, sich ein Freisemester zu nehmen, weil man eben gar nicht ganztags für die Dissertation arbeiten könnte – selbst wenn man wollte. Gerade solche Dissertationsvorhaben sollten frühzeitig begonnen werden, um rechtzeitig zum Eintritt ins PJ abgeschlossen werden zu können. Und falls dies nicht klappt, sollten Sie in Erwägung ziehen, das PJ um ein Semester zu verschieben. Bringen Sie lieber vorher alles unter Dach und Fach. Der Abschluss der Dissertation vor dem PJ ist wirklich die goldene Regel!

4.3.2 Zeitmanagement

Zeitmanagement ist ein großartiges Wort! Sehr populär! Unzählige Kurse werden dazu angeboten. Kein Wunder! Denn im Grunde genommen hat so ziemlich jeder damit ein Problem.

Zeitmanagement ist v. a. Selbstmanagement. Ein erster Schritt hin zu effektivem Umgang mit Zeit ist eine realistische Einschätzung benötigter Zeiträume und eine realistische Erwartungshaltung sich selbst gegenüber.

Hierzu ein Beispiel: Larry fährt mit seiner Freundin in den Semesterferien für drei Wochen in die Provence. Eigentlich sollte er ja an seiner Doktorarbeit schreiben. Aber etwas Urlaub muss sein. Um aber kein schlechtes Gewissen zu haben, nimmt er seinen Laptop mit und nimmt sich vor, jeden Abend mindestens eine Stunde an der Arbeit zu schreiben. Es kommt, wie es kommen muss. Larry schreibt natürlich nicht an seiner Arbeit. Das nervt ihn. Er ist unzufrieden mit sich selbst. Sein Urlaub ist nur halb so entspannt und unbeschwert, wie er hätte sein können.

So hätte auch Larry besser daran getan, statt drei Wochen Urlaub vielleicht nur zwei Wochen zu machen -- das aber dafür richtig und ohne Laptop. In der verbleibenden Woche hätte er dann konzentriert zu Hause an der Dissertation arbeiten können.

Verpflichten Sie sich. Zeitmanagement ist aber nicht nur Selbstmanagement, sondern auch Selbstdisziplin. Davon haben die einen mehr, die anderen etwas weniger. Es hilft aber ungemein, sich nicht nur selbst (im Kopf) Ziele zu setzen, sondern sich darüber hinaus »extern« zu verpflichten. Treffen Sie Verabredungen, Vereinbarungen mit anderen – z. B. mit Ihrem Betreuer! Verabreden Sie etwa, den Teil »Material/Methoden« bis Ende März zur Korrektur abzugeben. So entsteht eine Verpflichtung nach außen, die es einzuhalten gilt. Das hilft, den inneren Schweinehund zu überwinden.

Zeitfresser. Zu guter Letzt geht es bei einem effektiven Zeitmanagement darum, unnötige Zeitfresser zu erkennen und dann auch konsequent zu bekämpfen.

Wer kennt das nicht: Man kommt morgens um halb neun ins Labor und checkt erst mal die e-Mails, bevor es mit der Arbeit losgeht. Bis man alle gelesen, einige beantwortet und zwischendurch noch ein wenig im Internet gesurft hat, ist es halb elf. Na prima – der halbe Vormittag ist schon vorbei.

Oder ein anderes Beispiel: Ihr Kollege fragt Sie, ob Sie mit den anderen mitkommen wollen zum Mittagessen in der Mensa. »Klar«, denken Sie, »ist ja schön, wenn das ganze Team miteinander essen geht!«. Nach dem Essen schlägt einer vor, noch schnell einen Kaffee trinken zu gehen. Auch das schlägt man ja nicht aus. Im Studentencafé bleiben Sie dann hängen, weil Sie zwei ehemalige Kommilitonen treffen und sich noch ein wenig verquatschen. Bis Sie endlich wieder ins Labor kommen, sind gut zwei Stunden vergangen. »Jetzt aber ran an die Arbeit und Daten auswerten!«, denken Sie. Doch da schlägt die postprandiale Narkose auch schon voll ein.

Was lehrt uns das? Zweierlei. Erstens: Zeitfresser erkennen und bekämpfen! Gemeinsames Mittagessen ist prima. Dann aber zurück ins Labor und weiterarbeiten. Zweitens: Beachten Sie bei Ihrer Zeitplanung stets Ihren biologischen Rhythmus. In den meisten Fällen macht es Sinn, die schwierigen Dinge am Morgen zu erledigen. Das Beantworten von e-Mails kann dann auf weniger kreative Phasen des Tages verlegt werden (z. B. nach dem Mittagessen) oder auch in Pausen, die ganz zwangsläufig entstehen (z.B. während der Inkubationszeit von Experimenten).

✅ Checkliste Zeitfresser

- ✓ unklare/nicht konkrete Zielsetzung
- ✓ keine Prioritäten
- ✓ schlechte bzw. keine Tagesplanung
- ✓ zu hohe Erwartungen an sich selbst/zu viel auf einmal erledigen wollen
- ✓ keine Übersicht über anstehende Aufgaben
- ✓ mangelhafte Organisation am Arbeitsplatz, »Phänomen der eingeschlagenen Bombe«
- ✓ mangelhafter Informationsfluss zwischen Betreuer und Doktorand bzw. unter Kollegen
- ✓ telefonische Unterbrechungen
- ✓ private Unterhaltungen
- ✓ zu lange Pausen
- ✓ Lärm, Ablenkung durch Kollegen
- ✓ langwierige, wenig effektive Besprechungen
- ✓ Hast, Ungeduld, Hektik
- ✓ Perfektionismus

4.4 Warum mache ich das eigentlich?

■■■ Forscherlust und Forscherfrust

Was ist die Berufskrankheit der Doktoranden? Frust.

Frustphasen. Frustration kann in allen Phasen der Promotion auftreten. Und mit ziemlicher Sicherheit trifft es jeden einmal. Sie taucht ganz zu Beginn auf, wenn Orientierungsprobleme auftreten und wenn man das Gefühl hat, von nichts eine Ahnung zu haben. Oder mittendrin, wenn man erkennt, dass die

Akten, die man bearbeitet, unvollständig sind, oder wenn es mit den Experimenten im Labor einfach nicht vorangehen will. Ganz besonders häufig kommt der Frust aber, wenn das Ende eigentlich schon in Reichweite ist, aber alles ganz unübersichtlich wird und man in den eigenen Unterlagen nicht mehr durchblickt, wenn viele Kleinigkeiten unendlich viel Zeit fressen oder auch wenn man erkennt, dass die ganze Story einfach doch nicht so gut geworden ist, wie man sich das vielleicht gewünscht hätte.

Doch das alles sind in gewisser Weise Erfahrungen, die gemacht werden müssen. So ist es nun einmal in der Wissenschaft. Himmelhoch jauchzend, zu Tode betrübt. Wer ehemalige Doktoranden befragt, was sie denn während ihrer Promotionszeit gelernt haben, bekommt von vielen zu hören: »… die Frustrationstoleranz nach oben zu schrauben.«

Frustpuffer. Doch der Frust allein wäre oft gar nicht mal so schlimm. Problematisch wird es v. a. dann, wenn man keine Puffer mehr hat, den entstehenden Frust abzufangen. Ein wichtiger Puffer dieser Art ist ein intakter Freundeskreis und ein enges soziales Netzwerk. Einige Doktoranden neigen jedoch dazu, gerade die sozialen Kontakte während der Zeit ihrer Dissertation zu vernachlässigen. Während des regulären Studiensemesters ist es leicht, sozial eingebunden zu bleiben. Wer jedoch aussetzt und an seiner Dissertation arbeitet, muss sich aktiv darum bemühen, nicht zur »Sozialleiche« zu werden.

Verkriechen. Und gerade wenn »Frust herrscht«, nutzt es nichts, sich zu verkriechen. Verkriechen kann man sich entweder im eigenen Schneckenhaus, weil man deprimiert und demotiviert ist. Verkriechen kann man sich aber auch im Labor, weil man glaubt, Rückschläge aufholen zu müssen. Manche beginnen dann, mehr oder weniger rund um die Uhr im Labor zu arbeiten. In beiden Fällen ist Achtung geboten. Denn schnell befindet man sich in einem regelrechten Teufelskreis. Deshalb:

Achten Sie darauf, dass Sie auch noch ein Leben außerhalb Ihrer Promotion führen! Vermeiden Sie ein Denken nach dem Motto: »Wenn ich das erst mal hinter mir habe, dann genieße ich wieder das Leben.«

Treiben Sie **Sport**! Sie wissen ja: In einem gesunden Körper lebt ein gesunder Geist. Und gerade für alle, die vorzugsweise im Labor stehen oder am Schreibtisch sitzen, ist körperliche Ertüchtigung als Ausgleich so ungemein wertvoll.

Erstellen Sie für sich selbst ein Tageszeitprofil und eine persönliche **Leistungskurve**. Vergeuden Sie nicht Ihre beste Zeit mit unwichtigen Aufgaben.

4.4 · Warum mache ich das eigentlich?

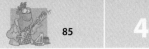

Setzen Sie positive **Stimuli** und bringen Sie Schwung in den Tag! Beginnen Sie mit einem leckeren Frühstück. Schaffen Sie sich einen Arbeitsplatz, an dem Sie sich wohl fühlen. Ein großes Foto aus Ihrem letzten Urlaub bewirkt oft schon Wunder. Treffen Sie Verabredungen für den Abend und setzen Sie so ein Highlight, auf welches Sie hinarbeiten können und mit dem Sie sich für das am Tag Geleistete belohnen.

Trösten Sie sich damit, dass Frustphasen einfach zur Doktorarbeit dazugehören. Wissenschaft ist ein ständiges Auf und Ab. Freuen Sie sich auf das nächste »Auf«.

5 Das Schreiben

5.1 Wissenschaftlich schreiben – ich? – 88

5.2 Wie viel Format? – 95

5.3 Worum geht's? – 107

5.4 Was wurde gemacht? – 109

5.5 Was kam heraus? – 112

5.6 Was heißt das? – 115

5.7 Und was noch? – 118

5.8 Zu guter Letzt? – 124

```
Eine Doktorarbeit schreiben ist

A    Kaum machbar
B    Unmöglich
C    das Schlimmste, was einem
     passieren kann
D    Durchaus machbar
E    locker & easy
```

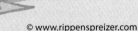

© www.rippenspreizer.com

5.1 Wissenschaftlich schreiben – ich?

■■■ Gewusst wie – Inhalte richtig verpacken

> Alles Sprechen und Schreiben heißt würfeln um den Gedanken. Wie oft fällt nur ein Auge, wenn sechs fallen sollten.
> (Christian Friedrich Hebbel)

Vor dem Schreiben der Dissertation graust es den Medizinern ganz häufig. Die Angst davor ist v. a. in einem Mangel an Erfahrung begründet, denn im Studium bekommt man wissenschaftliches Schreiben nicht beigebracht. Überhaupt wird ja bekanntlich im Medizinstudium ganz wenig Wert auf schriftlichen Ausdruck gelegt. Wer in den Staatsexamina noch nicht mal ganze Sätze formulieren muss, soll nun auf einmal eine wissenschaftliche Abhandlung von mehreren Dutzend Seiten schreiben.

Das ist
(A) unmöglich
(B) kaum machbar
(C) das Schlimmste, was einem passieren kann
(D) durchaus im Bereich des Machbaren
(E) locker-flockig super easy

Wahrscheinlich ist (D) die richtige Antwort. Im Zweifelsfall können Sie zu dieser Frage ja noch mal zurückkehren, nachdem Sie Ihre Arbeit im Promotionsbüro abgegeben haben.

Herzlichen Glückwunsch. Zunächst einmal sei Ihnen ganz herzlich gratuliert, denn wenn Sie sich ans Schreiben machen, dann haben Sie ja schon allerhand geleistet. Wer keine Daten erhoben, keine Experimente durchgeführt, keine Texte analysiert und Papers gelesen hat, der hat auch nichts zu schreiben. Doch nun will das alles auch zu Papier gebracht werden – und zwar in eigenen Worten. Bevor Sie loslegen, sollten Sie sich erst mal ein paar »alte« Doktorarbeiten besorgen, um ein Gefühl dafür zu bekommen, wie so was überhaupt auszusehen hat. Idealerweise nehmen Sie Dissertationsschriften aus der eigenen Arbeitsgruppe oder zumindest aus dem eigenen Institut zur Hand. Das hat den Vorteil, dass die Arbeiten erstens inhaltlich verwandt mit Ihrem eigenen Thema sind und Sie somit zumindest vieles von dem, was Sie da lesen, auch verstehen. Zum anderen sind diese Arbeiten durch die Hände Ihres Betreuers und/oder

5.1 · Wissenschaftlich schreiben – ich?

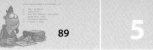

Doktorvaters gegangen. Sie sehen also, wie Promotionsschriften aussehen, die von Ihren Vorgesetzten »abgesegnet« wurden. Und können somit schon viel besser einschätzen, was von Ihnen selbst nun erwartet wird.

> **Der heiße Tipp**
>
> **Richtlinien.** Bevor Sie sich ans Schreiben machen, sollten Sie sich noch mal ganz gründlich die »Richtlinien zur Abfassung einer Dissertationsschrift« Ihrer Fakultät durchlesen. Die gibt's im Promotionsbüro bzw. im Dekanat. Dadurch können Sie sich einiges an Ärger und zusätzlicher Arbeit ersparen!

Gut gegliedert ist die halbe Miete. Und dann kann's eigentlich losgehen. Doch wie schreibt man überhaupt eine Dissertation? Fängt man mit dem ersten Satz der Einleitung an und hört ein paar Monate später mit dem letzten Satz der Danksagung auf? Manche können das und machen das tatsächlich so. 99% aller Doktoranden würden sich mit dieser Herangehensweise aber unglaublich schwer tun. Man kann sich vieles einfacher machen. Und eine gute und gründliche Gliederung ist ein erster Schritt dahin. Was soll alles in Ihre Doktorarbeit hinein? In groben Teilen gliedert sich jede Dissertation gleich:

1. Einleitung
2. Material und Methoden
3. Ergebnisse
4. Diskussion
5. Zusammenfassung

Doch mit was wollen Sie die einzelnen Kapitel füllen? Am besten nehmen Sie sich, bevor Sie beginnen zu schreiben, vier weiße Blätter und beschriften diese mit den Überschriften »Einleitung«, »Methoden«, »Ergebnisse« und »Diskussion«. Dann füllen Sie diese Seiten mit Stichworten. Wie wollen Sie in der Einleitung auf das Thema hinführen? Welche Ergebnisse sollen in die Arbeit hinein, welche nicht? Welche Aspekte wollen Sie besonders ausführlich diskutieren? Sobald Sie sich Gedanken gemacht haben, was alles hinein soll, können Sie diese einzelnen Stichpunkte in eine sinnvolle Reihenfolge bringen. Dann können Sie damit beginnen, auch die einzelnen Kapitel durchzugliedern. Je ausführlicher und strukturierter Ihre Gliederung ist, desto leichter fällt Ihnen später das Schreiben.

> **Der heiße Tipp**
>
> **Sprache der Dissertation.** Bevor Sie loslegen, noch eine Überlegung. Wahrscheinlich haben Sie sich diesbezüglich überhaupt noch keine Gedanken gemacht. Aber: In welcher Sprache wollen Sie denn schreiben?
> Mein Tipp: Schreiben Sie in Englisch! Nach einer kurzen Eingewöhnungsphase wird es Ihnen in vielerlei Hinsicht leichter fallen! Fast die gesamte Fachliteratur ist in englischer Sprache abgefasst. Fast alle Artikel, die Sie lesen und deren Inhalte Sie für Ihre Einleitung und Diskussion verwenden werden, werden in Englisch geschrieben sein. Es macht Sinn, in der gleichen Sprache zu schreiben, in der man auch liest. Außerdem können Sie, falls Sie eine eigene Veröffentlichung schreiben, Textelemente aus der Doktorarbeit für die Veröffentlichung verwenden und umgekehrt. Und das Ganze hat noch einen weiteren Vorteil: Menschen in der ganzen Welt können Ihre Dissertation lesen, wenn sie wollen.

Beginnen Sie mit Kapitel 2. Aller Anfang ist schwer. Doch erfahrungsgemäß fällt er erheblich leichter, wenn man mit dem Teil »Material und Methoden« beginnt. Dieser ist nämlich weitgehend deskriptiv und lässt sich ziemlich flott runter schreiben. Im Grunde genommen müssen Sie hier ja nur erklären, **was** Sie **wie** gemacht haben. Und das möglichst trocken und sachlich. Außerdem kann man beim Schreiben dieses Kapitels oft noch recht viel in den Dissertationen ehemaliger Doktoranden spicken und hat damit allerlei Anhaltspunkte.

Dann die Ergebnisse. Weiter geht es mit den Ergebnissen. Dies ist der eigentliche Kern Ihrer Arbeit, und er kostet sicher deutlich mehr Zeit als der Methoden-Teil. Hier sollten Sie v. a. auch auf gute, übersichtliche und eindeutige Abbildungen Wert legen. Abbildungen und Tabellen sind nämlich die »Eye Catcher« im Ergebnisteil. Doch gute Abbildungen kosten Zeit. Im Text geht es wie auch schon im Methoden-Teil um eine möglichst sachliche Darstellung. Was haben Sie gemacht, und was ist dabei herausgekommen?

Und dann wie Sie wollen. Ob Sie anschließend zunächst die Einleitung oder die Diskussion schreiben, ist eigentlich reine Geschmackssache. Diese beiden Kapitel sind sicherlich diejenigen, die den Doktoranden am schwersten fallen. Sie setzen ein gutes und ausführliches Literaturstudium voraus und schreiben sich dann fast wie Prosa. Im Gegensatz zum Methoden-Teil und den Ergeb-

5.1 · Wissenschaftlich schreiben – ich?

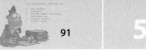

nissen hat man hier nicht mehr viele Anhaltspunkte. Man kann nicht mehr einfach drauflos schreiben, was man gemacht und getan hat, Schritt für Schritt. Diese beiden Kapitel entstehen im Gegensatz dazu einzig und allein in Ihrem Kopf. Doch zurück zur Frage, ob man zuerst die Einleitung oder die Diskussion schreiben soll. Viele machen sich zunächst an die Diskussion. Das macht Sinn, wenn man unmittelbar vorher den Ergebnisteil geschrieben hat, denn häufig bietet es sich an, die Diskussion auch strukturell direkt am Ergebnisteil auszurichten. Solange die Gedanken zu Ihren Ergebnissen noch frisch sind in Ihrem Kopf, sollten Sie dies ausnutzen.

Zu guter Letzt. Ganz am Schluss wird die Zusammenfassung geschrieben. Sie ist der wichtigste Teil Ihrer Doktorarbeit. In aller Regel wird sie zuerst gelesen, und Sie sollten sich dessen bewusst sein, dass viele auch **nur** die Zusammenfassung lesen. Deshalb ist es ganz wichtig, dass Sie sich hier noch mal aufraffen und gut konzentrieren. Hier muss wirklich **jedes Wort** sitzen!

Nach der Zusammenfassung kommt dann nur noch der »Kleinkram«: Titelblatt, Widmung, Literaturverzeichnis, Danksagung, Lebenslauf. Das sollte dann auch kein Problem mehr sein. Meist machen diese rein formellen Abschnitte sogar richtig Spaß, weil man das Ziel so nah vor Augen hat.

Es mag Ihnen banal vorkommen, und doch herrscht immer wieder Unsicherheit, in welcher Zeitform die einzelnen Kapitel einer Dissertation denn abgefasst werden. Ganz einfach gilt: Vorgänge werden im Imperfekt beschrieben, Sachverhalte im Präsens. Daraus ergibt sich:

✓ Checkliste Tempus

Grundregel: Vorgänge werden im Imperfekt beschrieben, Sachverhalte im Präsens. Für die schnelle Übersicht:

- ✓ Einleitung: mehr Präsens als Imperfekt
- ✓ Methoden: Imperfekt
- ✓ Ergebnisse: Präsens und Imperfekt
- ✓ Diskussion: mehr Präsens als Imperfekt
- ✓ Zusammenfassung: Präsens und Imperfekt

5.1.1 Wissenschaftlich schreiben

Eine Frage des Stils. Wissenschaftlich zu schreiben ist nicht nur eine Frage des Inhalts, sondern v. a. auch eine Frage des Stils. Diesbezüglich den richtigen Ton zu finden, ist oft nicht ganz einfach. Es geht darum, sich sachlich und objektiv auszudrücken. Wertungen und eigene Meinungen haben in einer Doktorarbeit recht wenig zu suchen. Sachlich und objektiv muss aber nicht zwangsläufig »brottrocken« heißen. Denken Sie immer auch daran, dass Sie nicht zum Selbstzweck schreiben, sondern dass das Geschriebene am Ende auch jemand lesen soll. Fragen Sie sich, wer Ihre Leser sein werden. Es sind dies primär die Gutachter sowie die Mitglieder des Promotionsausschusses. Anschließend Mitarbeiter und Kollegen, dann interessierte Freunde und Bekannte und letztendlich Menschen, die aus fachlichem Interesse über Ihre Arbeit stolpern. Ganz wichtig ist, dass Sie sich diesbezüglich vor Augen führen, dass keiner dieser Menschen – aber auch kein einziger! – sich mit der Thematik, von der Sie schreiben, so gut auskennt, wie Sie selbst es tun! Deshalb ist es von außerordentlicher Bedeutung, dass Sie sich immer wieder aus sich selbst herausversetzen und sich fragen, was Sie an Verständnis voraussetzen können und was nicht. Was sich nicht aus der Arbeit heraus entwickelt und erklärt, hat seinen Sinn verfehlt.

> **Der heiße Tipp**
>
> **Inspirationen.** Guter Stil färbt ab! Lesen Sie stilistisch hochwertige Texte, gut geschriebene Dissertationen Ihrer Vorgänger, hochkarätige Artikel aus guten und anerkannten Zeitschriften. Versuchen Sie nicht, den Stil anderer nachzuahmen. Aber lassen Sie sich inspirieren!

Üben Sie sich in Einfachheit. Wissenschaftlich zu schreiben heißt nicht zwangsläufig, kompliziert zu schreiben. Zwar sind die Sachverhalte, die Sie vermitteln wollen, gegebenenfalls komplex. Sie müssen das Ganze für den Leser aber nicht noch durch eine komplizierte und verschachtelte Sprache unnötig schwer machen. Wirklich gute Ideen zeichnen sich durch ihre Schlichtheit und Klarheit aus – und so ist es auch mit der Vermittlung dieser Ideen in Form eines Textes. Wenn es Ihnen schwer fallen sollte, einen Sachverhalt in einfachen Worten zu erklären, dann sollten Sie sich fragen, ob nicht bei Ihnen selbst noch Verständnisprobleme diesbezüglich bestehen. Bedenken Sie: Je einfacher und verständlicher sich Ihre Arbeit liest, desto größer sind die Chancen, dass jemand, der angefangen hat zu lesen, auch weiter liest – und im besten Fall sogar bis zum Ende durchhält.

🌐 Für Durchblicker
Kleine Stilkunde

- Halten Sie Ihre Sätze kurz und übersichtlich. Grundregel: Ein Satz, eine Aussage.
- Hauptsachen werden in Hauptsätzen vermittelt, Nebensachen in Nebensätzen.
- Das Subjekt soll in der Regel nach vorne.
- Kurze Wörter! Meist gilt: Je kürzer ein Wort, desto eher trifft es seinen Sinn – und desto schneller kann es vom Leser aufgenommen werden.
- Fremdwörter sparsam verwenden! Wenn es ein ähnlich gutes deutsches Wort gibt, verwenden Sie lieber dieses.
- Versuchen Sie, einen gar zu substantivischen Schreibstil zu vermeiden. Drücken Sie sich mit Verben aus, wo immer es geht.
- Adjektive sparen! Überprüfen Sie, ob Sie das eine oder andere Adjektiv herausstreichen können. Oft handelt es sich nur um schmückende und überflüssige Füllwörter.
- Wiederholungen vermeiden! Werfen Sie einen Blick ins Synonymwörterbuch im Anhang dieses Buches! Vorsicht sei geboten bei Synonymen zu Fachbegriffen! Verwenden Sie lieber mal eine Wiederholung, als dass Sie sich mit einem vermeintlichen Synonym unpräzise oder gar falsch ausdrücken!
- Lange Aufzählungen vermeiden! Im Zweifelsfall werden solche immer besser in Form einer Tabelle eingefügt.
- Vermeiden Sie zu saloppe Formulierungen! Gerade am Anfang einer wissenschaftlichen Karriere sind Witze und gar zu kühne Formulierungen eher fehl am Platze.
- Keine Wertungen! Vorsicht mit Worten wie »leider«, »sicher«, »immerhin« usw.
- Vorsicht mit Verallgemeinerungen! Sollten in Ihrer Arbeit Begriffe wie »immer«, »nie«, »alle« usw. auftauchen, dann überprüfen Sie, ob diese Ausdrücke auch tatsächlich gerechtfertigt sind.

Machen Sie zwischendurch immer wieder mal einen Hörtest. Das heißt: Lesen Sie das Geschriebene laut vor. Auch wenn es Ihnen zu Beginn vielleicht lächerlich vorkommt. Aber nur auf diesem Weg fallen Ihnen holprige Formulierungen auch tatsächlich auf. Achten Sie mal darauf, ob Sie beim Lesen regelmäßig Absätze finden, um eine kurze Atempause einlegen zu können. Falls nicht, dann sind die Sätze entweder zu lang, zu verschachtelt oder einfach ungeschickt aufgebaut. Nur mehrmaliges Überarbeiten führt wirklich zu einem stilistisch einwandfreien Ergebnis. Zunächst sollten Sie selbst Ihren Text mehrmals durchlesen und überarbeiten, anschließend sollten Sie noch den Rat von mindestens ein oder zwei Probelesern einholen (▶ Kap. 5.7).

5.1.2 Die Frage des »Ich« und »Wir«

In weiten Abschnitten der Doktorarbeit werden Sie beschreiben, was Sie während der Zeit der Datenerhebung bzw. des Experimentierens so alles gemacht und getan haben. Doch wie schreibt man das? In welcher Person? Schreibt man: »Ich konnte zeigen, dass Protein X mit Protein Y interagiert.«? Oder »Wir konnten zeigen…« oder »Es wurde gezeigt…«? Es handelt sich hierbei um die alte Frage des »Ich« und »Wir«.

»**Ich**« ist der Autor höchstpersönlich. Innerhalb der eigentlichen Dissertationsschrift verbietet sich diese Ausdrucksform weitgehend. »Ich habe 25 µl von Lösung A für 10 Minuten auf Eis inkubiert.« u. Ä. ist absolut Fehl am Platze. Das einzige Kapitel, in dem die Ich-Form überhaupt in Frage kommt, ist die Danksagung (»Ich bedanke mich bei Herrn Prof. Müller für…«).

»**Wir**« – das kann sich auf mehrere Autoren oder die Mitglieder der Arbeitsgruppe, die an der Durchführung der Experimente beteiligt waren, beziehen. Es handelt sich hierbei um eine recht moderne, freundliche Form, sich »unpersönlich« auszudrücken, die ihre Wurzeln v. a. im Angloamerikanischen hat. Junge Wissenschaftler schreiben zunehmend in der Wir-Form. Doktorväter vom »alten Schlag« mögen diese Ausdrucksweise oft weniger gern.

»**Wir**« kann aber auch für die intellektuelle Gemeinschaft von Autor und Leser stehen (»Wir betrachten im Folgenden den Einfluss von Wachstumsfaktor X auf die Angiogenese…«). Diese Form des »Wir« wird als Pluralis modestiae oder auf Deutsch als »Plural der Bescheidenheit« bezeichnet. Prinzipiell sollte man hiermit eher sparsam umgehen. Gezielt und wohl dosiert eingesetzt, wirkt diese Ausdrucksform aber durchaus elegant.

»**Man**« ist hingegen nicht sonderlich elegant. Es sollte in der Dissertation nur dann verwendet werden, wenn es gar nicht umgangen werden kann. Wie oben bereits erwähnt, ersetzen junge Wissenschaftler das eher altbackene »man« zunehmend durch das freundlichere »wir«.

Die letzte und klassische aller unpersönlichen Ausdrucksweisen ist die **Passivkonstruktion**. Bsp.: »Die Messung wurde nach 72 Stunden Inkubation durchgeführt.« Passivkonstruktionen sind oftmals die beste und auf Dauer auch die am wenigsten aufdringliche Ausdrucksform. Sie sind v. a. dann immer angeraten, wenn der Urheber nicht von Interesse oder auch gar nicht bekannt ist.

5.2 Wie viel Format?

■■■ Word effektiv nutzen

Seit unzähligen Jahren hält sich das Gerücht, Computer könnten einem die Arbeit erleichtern. Im Falle »Doktorarbeit« ist da aber tatsächlich etwas Wahres dran. Stellen Sie sich mal vor, wie furchtbar das noch vor knapp 20 Jahren war, als man das Manuskript handschriftlich verfasste und letztlich Seite für Seite mühsam mit der Schreibmaschine tippte – und nach jedem Tippfehler wieder von vorne anfangen durfte.

Welches Textverarbeitungsprogramm? Die Frage ist also seit langem nicht mehr, ob man nun einen Computer benutzen soll oder nicht. Man kommt schlichtweg nicht mehr darum herum. Vielmehr stellt sich nur noch die Frage, wie viel an Computerkenntnissen notwendig ist, um das Ganze zu einem ansehnlichen, gut lesbaren und optisch ansprechenden Abschluss zu bringen. Die erste Frage, die sich stellt, ist die nach dem Textverarbeitungsprogramm.

LaTex. Wer sich an den Profi wendet, wird immer wieder den Ratschlag erhalten, LaTex zu verwenden. Es handelt sich hier um ein Textsatzprogramm, das v. a. in naturwissenschaftlichen und mathematischen Kreisen weit verbreitet ist. Die Gründe dafür liegen in seiner guten Verfügbarkeit unabhängig vom Betriebssystem, seiner Stabilität, dem sauberen Layout und dem hervorragenden Formelsatz. Leider ist LaTex aber kein WYSIWYG (»what you see is what you get«) System. Stattdessen muss man erst einen Quelltext erarbeiten, um anschließend das »gesetzte« Ergebnis zu bekommen. Es braucht ein Weilchen Einarbeitung, um LaTex zu benutzen. Jedoch bieten die meisten Universitäten Kurse zum Umgang mit LaTex an. Dennoch werden die meisten medizinischen

Doktoranden diesen Extraaufwand scheuen und sich letztlich doch wieder für Word entscheiden. All denjenigen, die im Rahmen Ihrer Dissertationsschrift viele Formeln werden verwenden müssen, sei jedoch ganz stark zu LaTex geraten.

Word. Wohl mehr als 90% aller medizinischen Doktoranden schreiben Ihre Doktorarbeit in dem am weitesten verbreiteten Textverarbeitungsprogramm der Welt – dem guten, alten »Word«. Das hat ganz banale Gründe, und der wichtigste ist sicherlich die Vertrautheit mit dem Programm und darüber hinaus die Faulheit, sich mit dem Erlernen eines neuen Programms zu quälen. Allerdings haben viele Mediziner Word vor dem Schreiben ihrer Doktorarbeit auch nur zum Verfassen deutlich einfacherer Texte verwendet. Deshalb machen sich die wenigsten tatsächlich eine Vorstellung davon, mit welchen Schwierigkeiten sie konfrontiert werden könnten, wenn sie erst mal auf Seite 40 angekommen sind, die zehnte Grafik von mehr als 800 kB eingefügt haben oder wenn sie sich nach vier Wochen überlegen, dass sie vielleicht doch lieber alle Überschriften in Schriftgröße 16 statt 12 hätten.

> **❻ Vorsicht Falle**
>
> Alle Angaben in diesem Kapitel beziehen sich auf »Word 2003«. Andere Versionen von Word mögen teilweise abweichend funktionieren, so dass die hier gemachten Angaben nicht 1:1 umgesetzt werden können.

5.2.1 Seiten formatieren

Wie groß ist eine Seite? Die allererste Frage, die Sie sich stellen sollten, ist: Wie viel Platz ist überhaupt auf einer Seite? Fast alle Doktorarbeiten werden auf DIN A4 Papier (210×297 mm) gedruckt, und nur ein paar Möchtegern-Individualisten schreiben heute noch auf DIN A5. Genauso stark hat sich durchgesetzt, dass die Blätter nur einseitig bedruckt werden. Was Sie jedoch beachten sollten, ist die Tatsache, dass durch das Binden auf der linken Seite eines jeden Blattes ein kleines Stückchen verloren geht. Deshalb sollten Sie den linken Rand etwas größer wählen als den rechten. Darüber hinaus will festgelegt sein, welcher Bereich überhaupt für Text zur Verfügung stehen soll. Wie viel Abstand wollen Sie vom oberen, wie viel vom unteren Seitenrand? Bewährt haben sich für Doktorarbeiten auf DIN A4: oben 3,5 cm; unten 5 cm; links 4 cm; rechts 2,5 cm.

Für Durchblicker
Einrichten des Papierformats
1. Wählen Sie »Datei« und dann »Seite einrichten«
2. Klicken Sie auf die Registerkarte »Seitenränder«
3. Nun können Sie die Ränder festlegen (z.B. wie oben vorgeschlagen)
4. Unten rechts sehen Sie eine Vorschau des Papierformats
5. Zum Schluss einfach mit »OK« bestätigen

Der heiße Tipp

Ändern der Papierausrichtung. Es ist auch möglich, mitten im Dokument die Papierausrichtung zu ändern, z. B. wenn Sie im Ergebnisteil eine große Tabelle haben, die besser auf einer querformatigen Seite untergebracht ist. Hierzu müssen Sie einfach auf dieser Seite »Datei« und »Seite einrichten« wählen, dann als »Orientierung« »Querformat« wählen und im Bereich »Übernehmen für:« »Dokument ab hier« wählen. Auf der nächsten hochformatigen Seite gehen Sie dann einfach den gleichen Weg und wählen »Hochformat« und wiederum »Dokument ab hier«.

Seitenzahlen, Kopf- und Fußzeilen. Sobald Sie Ihr Seitenformat eingerichtet haben, stellt sich die Frage nach dem genaueren Layout. Wollen Sie Kopf- und Fußzeilen? Wo sollen die Seitenzahlen nummeriert sein? In jedem Fall wird Word die Nummerierung Ihrer Seiten übernehmen. Hierfür gibt es allerdings mehrere Möglichkeiten. Sie können die Seitenzahlen als Teil Ihrer Kopf- oder Fußzeile haben. Sie können aber auch beides voneinander trennen. So macht es sich z. B. gut, eine nette Kopfzeile zu haben, die dem Leser sagt, in welchem Kapitel (Einleitung, Methoden, Ergebnisse usw.) er sich gerade befindet, und unten in Seitenmitte die fortlaufenden Seitenzahlen einzurichten.

Für Durchblicker
Einfügen von Seitenzahlen
1. Wählen Sie in der Menüleiste »Einfügen« und dann »Seitenzahlen«.
2. Wählen Sie eine Position für die Seitenzahlen (oben oder unten auf der Seite).
3. Wählen Sie eine Ausrichtung aus – wenn Sie Ihre Seiten nur einseitig bedrucken, am besten rechts oder mittig.
4. Durch »OK« bestätigen.

Für Durchblicker
Einfügen von Kopf- und Fußzeilen
1. Wählen Sie in der Menüleiste »Ansicht« und dann »Kopf- und Fußzeile«. Word springt jetzt in eine spezielle Ansicht. Kopf- und Fußzeile erscheinen als gestrichelter Kasten.
2. Jetzt können Sie den Text für Kopf- und Fußzeile eingeben. Dieser kann wie jeder andere Text in Word auch formatiert werden (fett, kursiv, 16 pt usw.). Außerdem können Sie Grafiken einfügen usw., alles wie im ganz normalen Dokument. Z. B. macht es sich nett, wenn man die Kopfzeile mittig zentriert und durch einen quer verlaufenden Balken vom Hauptdokument trennt.
3. Wenn Sie Kopf- und Fußzeile eingerichtet haben, können Sie einfach wieder in den Fließtext hineinklicken und weiter schreiben.
4. Über »Datei«, »Seite einrichten« und dort in der Registerkarte »Layout« können Sie wählen, ob diese Kopf- oder Fußzeile für das gesamte Dokument oder nur für das »Dokument ab hier« angewendet werden soll. Über diese Funktion können Sie Ihre Kopfzeilen individualisieren (z.B. für die Kapitel »Einleitung«, »Methoden« usw.).
5. In der Seitenlayoutansicht werden Ihnen die Kopf- und Fußzeilen in grau angezeigt. Wollen Sie an diesen etwas ändern, klicken Sie einfach mit der Maus mitten hinein. Nach vollzogener Änderung einfach zurück in den Text klicken.

5.2.2 Mit Formatvorlagen arbeiten

Nie ohne. Ohne Formatvorlage sollten Sie erst gar nicht anfangen, Ihre Dissertationsschrift zu verfassen. Und wenn Sie das Wort »Formatvorlage« jetzt zum ersten Mal in Ihrem Leben hören, dann sollten Sie dieses Kapitel ganz besonders gründlich lesen. Denn hierbei handelt es sich um eine der wunderbaren Einrichtungen, die einem wirklich das Arbeiten mit dem Computer erleichtern. Hier können Sie nämlich alle Formatierungsbefehle zusammenstellen, die Sie zum Layouten Ihrer Doktorarbeit brauchen werden. Und während Sie dann Ihren Text schreiben, wählen Sie aus der Formatvorlage einfach die entsprechende Formatierung aus – und schwupp wird diese auf den entsprechenden Abschnitt angewendet. Das erspart viel Arbeit und sorgt letztlich dafür, dass Ihre Dissertationsschrift ein einheitliches Bild, nämlich Layout, bekommt.

🛈 Für Durchblicker

Standard-Formatvorlage. Jeder Text in Word hat übrigens eine Formatvorlage. Sie wissen nur nichts davon. Wenn Sie nichts anderes einstellen, benutzt Word immer die Standard-Formatvorlage. Das ist die Schriftart »Times New Roman« in 12 pt mit linksbündigen Absätzen und ohne Einzug. Schon gemerkt?

Wo sind die Formatvorlagen? Sie finden die Formatvorlagen entweder, indem Sie in der Symbolleiste auf das Feld mit dem »AA« (in hell- und dunkelblau) klicken oder indem Sie in der Menüleiste »Format« und dann »Formatvorlagen und Formatierung« auswählen. Was dann passiert? Die Formatvorlagen und Formatierungen werden im Aufgabenbereich angezeigt. Dadurch geht zwar ein Viertel Ihres Platzes auf dem Bildschirm verloren – aber keine Angst: Es lohnt sich! Dieser Aufgabenbereich ist der Platz, um Formatvorlagen anzuwenden, neu zu entwerfen, zu löschen usw. Alle verschiedenen Formatvorlagen des gerade geöffneten Dokuments werden dort angezeigt. Und diejenige, die sie gerade benutzen, erscheint in dem oberen Kästchen. Wollen Sie mehr über die einzelnen Formatvorlagen erfahren, müssen Sie nur mit der Maus langsam drüber fahren. Es erscheint dann ein Aufklappfenster, welches Ihnen alles Wissenswerte über die jeweilige Formatvorlage verrät.

Wie soll Ihre Doktorarbeit aussehen? Bevor Sie also mit dem Schreiben Ihrer Dissertation loslegen, sollten Sie sich überlegen, welche Schriftart Sie verwenden wollen und mit welchen Tricks in Sachen Layout Sie arbeiten möchten. Die Überlegung beginnt damit, wie Ihre Überschriften aussehen sollen und wie viele Überschriften-Ebenen Sie in Ihrer Arbeit einführen wollen. Überschriften haben ja den Sinn und Zweck, dass sich der Leser leicht und schnell in Ihrer Arbeit zurechtfindet. In der Regel reichen vier Überschriften-Ebenen für eine medizinische Dissertation völlig aus. Diese könnten z. B. so aussehen:

Überschrift 1: 24 pt, fett
Überschrift 2: 18 pt, fett
Überschrift 3: 14 pt, fett
Überschrift 4: 12 pt, fett
Dazu etwa ein fließender Text in 11 pt und nicht fett.

Weitere Überlegungen beinhalten, ob Sie in Ihrer Doktorarbeit manche Textblöcke farbig hervorheben wollen oder etwa grau hinterlegt darstellen möchten. Dies bietet sich etwa im Methoden-Teil an. Dort macht es sich sehr gut, alle stichwortartigen Versuchsprotokolle und Reaktionsansätze grau hinterlegt darzustellen. Dies werden Ihnen Ihre Nachfolger im Labor danken, weil die entsprechenden Abschnitte besser ins Auge springen, als wenn sie einfach im Fließtext untergehen.

Weniger ist mehr. Letztlich sollten Sie sich aber auf eine nicht allzu große Anzahl von Formatvorlagen beschränken, um die Einheitlichkeit Ihres Dokuments nicht zu gefährden und um die Seriosität zu wahren. Zu viele verschiedene Schriftarten und Tricks in Sachen Layout wirken meist unprofessionell, um nicht zu sagen lächerlich. Am besten nehmen Sie ein leeres Word-Dokument und schreiben auf einer Seite einen Blindtext, in dem Sie alle Ihre Formatierungskünste einsetzen und die einzelnen Abschnitte genauso formatieren, wie Sie es später in Ihrer Doktorarbeit gerne hätten. Dies kann folgendermaßen aussehen:

Überschrift 1

Überschrift 2

Überschrift 3

Überschrift 4

5.2 · Wie viel Format?

Dies ist der Text. Dies ist der Text. Dies ist der Text. Dies ist der Text. Dies ist der Text. Dies ist der Text. Dies ist der Text. Dies ist der Text. Dies ist der Text. Dies ist der Text. Dies ist der Text. Dies ist der Text.

> Dies ist ein Kasten. Dies ist ein Kasten. Dies ist ein Kasten. Dies ist ein Kasten. Dies ist ein Kasten. Dies ist ein Kasten. Dies ist ein Kasten. Dies ist ein Kasten. Dies ist ein Kasten. Dies ist ein Kasten. Dies ist ein Kasten.

Dies ist eine Tabellenbeschriftung.

Und dies ist eine Legende. Dies ist eine Legende. Dies ist eine Legende. Dies ist eine Legende. Dies ist eine Legende. Dies ist eine Legende. Dies ist eine Legende. Dies ist eine Legende. Dies ist eine Legende. Dies ist eine Legende. Dies ist eine Legende.

Anschließend legen Sie die Formatvorlagen an, die auf diesen formatierten Absätzen beruhen. Und das geht folgendermaßen:

🌑 Für Durchblicker
Erstellen von Formatvorlagen

1. Blindtext eingeben
2. Absatz markieren
3. Textabschnitt formatieren (Schriftart und Schriftgröße). Formatierungen wie »fett« oder »kursiv« nur wählen, wenn wirklich alle Zeichen im entsprechenden Abschnitt so erscheinen sollen.
4. Absatzformatierung wählen (unter »Format« und dann »Absatz«). Hier kann man Ausrichtung, Einzüge, Absätze und so weiter festlegen.
5. Drücken Sie »Strg« + »⇧« + »S« gleichzeitig. Dadurch wird die Liste der Formatvorlagen aktiviert.
6. Jetzt können Sie einen neuen Namen für die Formatvorlage eingeben. Der Name sollte kurz und aussagekräftig sein.
7. Zum Abschluss müssen Sie nur noch die Return-Taste drücken. Ihre Formatvorlage wird dem Word-Formatvorlagen-Katalog hinzugefügt.

Zu beachten ist allerdings, dass die Formatvorlagen, die Sie selbst erstellen, immer nur in dem jeweiligen Dokument verfügbar sind, in dem sie erstellt worden sind. Sie können Word aber austricksen, indem Sie ein Dokument mit Ihren Lieblings-Formatvorlagen erstellen, in selbigem allen Text löschen und es dann

z. B. unter dem Titel »Format.doc« abspeichern. Wann immer Sie nun einen Text mit entsprechenden Formatvorlagen schreiben wollen, öffnen Sie einfach »Format.doc« und schreiben in diesem Dokument. Allerdings müssen Sie dann darauf achten, dass das Geschriebene unter einem anderen Namen abgespeichert wird.

Formatvorlagen ändern. Sollte Ihnen nach ein paar Wochen einfallen, dass Sie Ihre Überschriften doch lieber in 16 pt als in 14 pt hätten, dann ist das auch kein Problem – gesetzt den Fall, Sie verwenden Formatvorlagen. Und das geht folgendermaßen:

Für Durchblicker
Änderung von Formatvorlagen
1. Sorgen Sie dafür, dass die Formatvorlagen und Formatierungen im Aufgabenbereich angezeigt werden (▶ o.).
2. Zeigen Sie mit der Maus auf die Formatvorlage, die Sie gerne ändern wollen. Es erscheint ein blauer Kasten um die Formatvorlage.
3. Klicken Sie mit der Maus auf den nach unten gerichteten Pfeil neben der Formatvorlage.
4. Es erscheint ein Menü. Klicken Sie auf »Ändern«.
5. Jetzt können Sie die Vorlage nach Belieben ändern. Am Schluss müssen Sie nur noch auf »OK« klicken.

Und das Tolle daran: Durch diesen Trick ändern Sie das Format jedes einzelnen Abschnittes im Dokument, der in dieser Formatvorlage erstellt worden ist. Dadurch ersparen Sie sich, dass Sie sich durch 100 Seiten durchscrollen und Dutzende von Überschriften neu formatieren müssen.

Der heiße Tipp

Vorgegebene Überschriften-Formatvorlagen nutzen. Wenn Sie in Word ein neues Dokument öffnen, finden sich im Formatvorlagen-Katalog genau vier verschiedene Formate. Das sind: Standard, Überschrift 1, Überschrift 2 und Überschrift 3. Es lohnt sich, diese Formate zu nutzen und ggf. umzuformatieren (wie oben beschrieben). Denn wenn Sie diese vorgegebenen Formatvorlagen nutzen, bekommen Sie die Überschriften der einzelnen Kapitel angezeigt, wenn Sie neben dem Dokument den Rollbalken hoch- und herunterziehen.

5.2.3 Abbildungen

Grundsätzlich ist nicht zu empfehlen, die Abbildungen schon in das Dokument einzufügen, solange Sie noch daran schreiben. Das hat einen ganz einfachen Grund: Abbildungen sorgen immer wieder dafür, dass das Word-Dokument instabil wird und mehr dazu neigt, einen Absturz zu verursachen und sich anschließend nicht mehr richtig öffnen zu lassen. Ganz nebenbei sorgen gerade Abbildungen dafür, dass Ihr Word-Dokument erheblich größer wird und damit weit mehr Rechnerkapazität benötigt, wenn Sie das Dokument bearbeiten. Das ist einer der großen Nachteile von Word: Je mehr Bilder man einfügt, desto träger wird es. Deshalb hat sich folgender Arbeitsfluss beim Schreiben einer Dissertation bewährt: 1. Schreiben, 2. Abbildungen erstellen und einfügen, 3. Korrektur, 4. Endlayout.

Word nimmt alles. Wenn Sie dann Bilder einfügen wollen, dann wird es sich bei diesen um die unterschiedlichsten Dateiformate handeln. Manche Dinge werden Sie eingescannt haben, andere Abbildungen werden Sie vielleicht aus Fachzeitschriften entnommen und im Internet herunter geladen haben. Viele Abbildungen werden Sie womöglich in PowerPoint erstellt haben. Das Gute daran: Word schluckt fast alle Bildformate, die man sich so denken kann. Das TIFF-Format funktioniert jedoch am besten. GIF und JPEG sind Formate, die für das Internet gemacht sind, weil sie nicht so viel Speicherplatz brauchen. Dafür sehen sie aber auch nicht so gut aus, wenn sie gedruckt werden. Wer auf professionellem Niveau arbeiten will, dem seien auf jeden Fall TIFFs angeraten.

Doch ganz gleich, was Sie einfügen wollen – es folgt immer dem gleichen Schema:

🌀 Für Durchblicker

Einfügen von Abbildungen

1. Wechseln Sie in die Seitenlayoutansicht. Hierzu wählen Sie in der Menüleiste »Ansicht« und dann »Seitenlayout«.
2. Positionieren Sie im Text den Cursor genau da, wo die Abbildung eingefügt werden soll.
3. Wählen Sie in der Menüleiste »Einfügen« und dann »Grafik«. Es klappt sich ein neues Menü auf. Hier wählen Sie »Aus Datei«.

▼

4. Ein neues Dialogfeld erscheint. In diesem können Sie nun die einzufügende Datei suchen. Klicken Sie diese dann ein Mal an, um sie zu markieren.
5. Klicken Sie auf »Einfügen«.

Durch das Einfügen der Datei wird erst mal Ihr ganzer Text verschoben, um für die Grafik Platz zu machen. Am besten lässt sich die Abbildung jetzt bearbeiten, wenn Sie sie vor den Text positionieren. Dazu klicken Sie die Grafik einfach mit der rechten Maustaste an. Es öffnet sich ein neues Menü. Wählen Sie hier »Grafik formatieren«. In dem sich öffnenden Dialogfenster klicken Sie auf die Registerkarte »Layout«. Dort wählen Sie die Umbruchart »Vor den Text«. Über die Registerkarte »Farben und Linien« können Sie Ihrer Abbildung auch noch einen Rahmen verpassen, wenn Sie Lust dazu haben. Zum Schluss bestätigen Sie mit »OK«. Dadurch dass Sie Ihre Grafik vor den Text positioniert haben, können Sie diese nun frei verschieben, vergrößern, verkleinern, was immer Sie wollen.

5.2.4 Inhaltsverzeichnis erstellen

Wenn Sie beim Schreiben immer schön Ihre Formatvorlagen benutzt haben und v. a. Ihre Überschriften immer mit der richtigen Formatvorlage für Überschriften bearbeitet haben, dann ist es am Ende ein Leichtes, ein Inhaltsverzeichnis zu erstellen. Word macht das für Sie. Die Zeiten, in denen man sich selbst durch den ganzen Text scrollen, mühsam Seitenzahlen aufnotieren und dann selbst ein Inhaltsverzeichnis tippen musste, sind längst vorbei. Stattdessen ist die Erstellung eines Inhaltsverzeichnisses mit Word heute ein Kinderspiel. Und so geht's:

Für Durchblicker
Erstellen eines Inhaltsverzeichnisses
1. Setzen Sie den blinkenden Cursor genau an die Stelle, an der das Inhaltsverzeichnis erscheinen soll (immer am Anfang einer eigenen Seite).
2. Wählen Sie in der Menüleiste »Einfügen«, dann »Referenz«, dann »Index und Verzeichnisse«.
3. Klicken Sie auf die Registerkarte »Inhaltsverzeichnis«.

▼

5.2 · Wie viel Format?

4. Jetzt können Sie verschiedene Formate wählen (klassisch, elegant usw.) und können darüber hinaus festlegen, wie viele verschiedene Gliederungsebenen (d. h. Überschriftenebenen) im Inhaltsverzeichnis erscheinen sollen. In der Regel wählt man hier »3« Ebenen.
5. Am Ende klicken Sie auf »OK«, um das Inhaltsverzeichnis zu erstellen.

Der heiße Tipp

Inhaltsverzeichnis aktualisieren. Sicher ändert sich Ihre Doktorarbeit noch mindestens hundert Mal. Seitenzahlen ändern sich, ganze Kapitel werden verrückt, verkürzt, verschoben usw. Ihr Inhaltsverzeichnis aktualisiert sich nicht von alleine. Das müssen Sie selbst vornehmen. Aber keine Sorge. Das geht ganz einfach. Sie müssen nur mit der rechten Maustaste mitten in das Inhaltsverzeichnis hinein klicken. In dem Menü, das dann erscheint, wählen Sie »Felder aktualisieren«. Der Rest erklärt sich von selbst.

5.2.5 Allgemeine Anmerkungen

Rechtschreibkontrolle unterbinden. Die Rechtschreibkontrolle in Word ist eine prima Sache, denn Sie sorgt schon mal für eine enorme Arbeitserleichterung in Sachen Korrekturlesen. Bei medizinischen Doktorarbeiten kann sie aber schon ziemlich schnell ziemlich nervig werden. Das hat damit zu tun, dass sie all die ominösen Fachbegriffe nicht kennt und daher konsequent und unbarmherzig rot unterkringelt. Was tun, wenn Sie aber ganz sicher wissen, dass dieses oder jene Wort richtig geschrieben wurde? Sie können es ganz einfach zu Ihrem Wörterbuch hinzufügen.

Für Durchblicker

Fachwörter ins Wörterbuch
1. Klicken Sie mit der rechten Maustaste auf das vermeintlich falsch geschriebene Wort.
2. Es öffnet sich ein Menü. In diesem wählen Sie »Hinzufügen zum Wörterbuch«.
3. Schon passiert. Ab sofort wird dieses Wort nicht mehr als »falsch« erkannt werden.

Datensicherung. Eigentlich sollte das alles ganz selbstverständlich sein, was in dem folgenden Absatz geschrieben steht. Da es aber leider immer wieder passiert, dass nach vier Monaten Arbeit, auf Seite 121 in der Danksagung der Computer abstürzt und keine, aber auch gar keine Datensicherung existiert, sei doch noch einmal darauf hingewiesen: **Sichern Sie Ihre Daten! Stellen Sie Sicherheitskopien her! Das kostet Sekunden bis maximal Minuten und kann Ihnen den Ärger Ihres Lebens ersparen!**

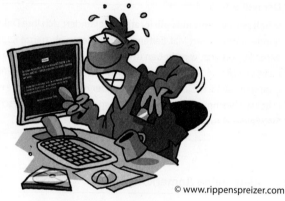

© www.rippenspreizer.com

Stichwort »Diskette«. Es lohnt sich ungemein, alle paar Minuten einfach mal auf die Diskette oben links in der Menüleiste zu klicken. Zwar gibt es auch eine sog. automatische Datenspeicherung, aber diese ersetzt das manuelle Speichern in keinem Fall. Durch diese Aktion speichert Word nämlich nicht das Dokument selbst. Stattdessen legt es nur eine temporäre Datei an, die alle wichtigen Inhalte der Datei enthält. Wenn dann das Betriebssystem oder das Programm abstürzt, dann besteht die Möglichkeit, die Datei wieder auf den Stand zu bringen, der zuletzt automatisch gesichert wurde. Wird Word aber ordnungsgemäß beendet, werden diese temporären Dateien gelöscht – und landen noch nicht mal im Papierkorb. Deshalb noch mal: Stichwort »Diskette«.

Sicherheitskopien. Und wenn Sie einen lieben langen Tag an Ihrer Doktorarbeit geschrieben haben, dann machen Sie sich doch bitte auch noch die Mühe, die neueste Fassung Ihrer Dissertation auf CD zu brennen oder auf dem USB-Stick abzuspeichern. Irgendwann kommt der Tag, an dem Ihre Festplatte kollabiert und all Ihre wunderbaren Gedanken verschwunden sind in den Tiefen der wundersamen Leiter und Platinen.

Zum Schluss aus ».doc« ein ».pdf«. Wenn Sie es dann nach vielen Monaten endlich geschafft haben und Ihre Doktorarbeit sozusagen vor Ihnen auf der Festplatte liegt, dann ist der wunderbare Tag gekommen, an dem Sie das gute Stück zum letzten Mal auf CD brennen und stolz in den Copyshop tragen. Hierbei sollten Sie aber beachten, dass die meisten Druckereien keine Word-Dokumente annehmen. Das hat damit zu tun, dass beim Öffnen der Datei auf einem anderen Rechner die meisten Angaben der Verzeichnisse mit der tatsächlichen Verzeichnisstruktur nicht mehr übereinstimmen. Zudem wird sich normalerweise das Layout verschieben. Und würde das Dokument nun einfach ausgedruckt werden – ich verspreche Ihnen: es würde Ihnen die Tränen in die Augen treiben. Zum Glück gibt es aber das PDF-Format. Dieses ist von Adobe lizenziert. Und es hat sich mittlerweile zu einem Standard für die Weitergabe von Dokumenten entwickelt. Das Programm, das Sie benötigen, um eine Datei in ein PDF-Dokument zu konvertieren, heißt Acrobat (von Adobe). Der »Reader«, den man überall kostenlos herunterladen kann, reicht hierfür leider nicht aus. Falls Sie selbst nicht stolzer Besitzer von Acrobat sind, fragen Sie am besten einfach mal Ihren Betreuer oder Doktorvater. Sicher findet sich jemand, der Acrobat auf seinem Rechner hat und der Ihnen beim Konvertieren von ».doc« zu ».pdf« helfen kann.

5.3 Worum geht's?

■■■ Die Einleitung

Die Einleitung wird oft ganz am Ende geschrieben, denn sie stellt einen der anspruchsvollsten und aufwendigsten Teile der gesamten Dissertation dar. Ein sorgfältiges Studium der wichtigsten und aktuellsten Veröffentlichungen zum Thema ist absolute Grundvoraussetzung. Bevor man anfängt, an der Einleitung zu schreiben, sollte man zunächst reichlich Literatur sammeln, lesen und ausarbeiten. Legen Sie frühzeitig eine Liste der Artikel und Reviews an, die in der Einleitung zitiert werden sollen. Es lohnt sich!

Auf das Thema hinführen. Genau darum geht es in der Einleitung. Hinführen und das Interesse des Lesers wecken – die Lust, weiter zu lesen. Bewährt hat sich die Strategie, von einem großen Zusammenhang auszugehen und immer mehr auf die eigentliche Arbeit hin zu fokussieren. Wichtig ist, dass Sie Ihren Leser mitnehmen auf dieser Reise, dass Sie dafür sorgen, dass auch er seinen Fokus aus dem Großen und Ganzen heraus sukzessive immer mehr auf Ihr Thema hin ausrichtet. Wie immer sollten Sie sich daher die Frage stellen: An wen ist dies adressiert? Was darf ich als Wissen bei den Korrektoren voraussetzen und was nicht?

Eine Reise durch die Geschichte. Eine andere Herangehensweise wäre es, in der Einleitung die historische Entwicklung eines Fachgebietes aufzuzeigen. Schritt für Schritt bewegt man sich von den Ursprüngen eines Forschungsgebiets auf die aktuellsten Erkenntnisse, den »State of the Art«, zu, bevor man zur eigentlichen Arbeit überleitet. Diese Variante wirkt oft sehr elegant und ist im Grunde genommen auch nichts anderes als ein »Fokus« auf das Thema hin. Allerdings ist sie nicht immer praktikabel.

Voraussetzungen und Ziele. Welche Herangehensweise auch immer Sie wählen – am Ende der Einleitung sollten Ihre eigenen »Voraussetzungen und Ziele« stehen. Dieser Abschnitt soll die Frage beantworten, warum Sie die Arbeit überhaupt angefangen und sich mit diesem spezifischen Thema befasst haben. Was waren die Voraussetzungen? Von welchem Kenntnisstand sind Sie ausgegangen? Welche Fragen haben Sie sich gestellt und welche Fragen sollten durch Bearbeitung dieses Dissertationsvorhabens geklärt werden? Dem Leser muss hier klar werden, dass es da ein Thema gab, das förmlich »auf den Nägeln brannte« und das sozusagen angegangen werden »musste«.

Formelles. Insgesamt sollte die Einleitung etwa 10–20% der gesamten Arbeit ausmachen. Immer wieder wird in den Promotionsordnungen darauf hingewiesen, dass die Einleitung **kein Lehrbuchwissen** enthalten darf. Dies kann natürlich nur als Orientierung und Richtlinie gelten. Im Großen und Ganzen sagt das aus, dass Sie Ihre Informationen aus Originalarbeiten und Fachartikeln beziehen sollten und weniger aus studentischen Lehrbüchern. Von großer Bedeutung ist, dass alle Inhalte auch gründlich durch Literaturangaben belegt werden. Wie gut und wie gründlich ein Promovend mit der Fachliteratur umzugehen versteht, spielt bei der Bewertung der Arbeit eine gewichtige Rolle. Sie sollten somit auch Wert darauf legen, dass Sie reichlich Literaturzitate einarbeiten, vorwiegend aus hochwertigen Zeitschriften (also solchen mit hohem Impact Factor) zitieren und auch dass sich ausreichend hochaktuelle Veröffentlichungen unter Ihren Zitaten finden.

✅ Checkliste Einleitung

Am Ende sollten Sie Ihre Einleitung noch zwei- bis dreimal durchlesen und versuchen, folgende Fragen zu klären:

- ✓ Führt die Einleitung wirklich gut zum Thema hin?
- ✓ Wird deutlich, worin die Motivation bestand, das bearbeitete Thema anzugehen?
- ✓ Finden sich Abschnitte, die vielleicht noch herausgekürzt werden könnten? Suchen Sie nach Teilen, die nicht zum Gesamtverständnis beitragen, und nach solchen, die unnötig viel Literatur zitieren.
- ✓ Ist das Niveau der Einleitung dem Wissensstand der Leser (primär: Korrektoren) angemessen? Oder sind hier und da noch ein paar erklärende Sätze zum Gesamtverständnis notwendig?
- ✓ Angenommen, die Einleitung wäre ein Review in einer Fachzeitschrift. Würden Sie diesen Artikel mit Interesse und ohne Langeweile lesen wollen?

5.4 Was wurde gemacht?

▪▪▪ Material und Methoden

> Ist dies schon Wahnsinn, so hat es doch Methode.
> (»Hamlet«, William Shakespeare)

Dies ist in der Regel das Kapitel, das zuallererst geschrieben wird und das beim Schreiben am wenigsten Probleme bereitet. Es ist keine besondere intellektuelle Herausforderung darzustellen, welche Experimente wie durchgeführt wurden. Das ist weitgehend deskriptiv. Man kann vieles für den Methoden-Teil auch schon während der Phase der Datenerhebung schreiben. Gerade bei aufwendigen Methoden bietet es sich an zu schreiben, solange die Erinnerungen noch frisch sind. Und da im Labor ohnehin immer wieder längere Pausen entstehen (z.B. während Inkubationszeiten), kann man diese auch dazu nutzen, schon mal an »Material und Methoden« zu schreiben.

Vorgängerarbeiten besorgen. Ganz besonders für diesen Abschnitt lohnt es, sich drei bis vier Doktorarbeiten von Vorgängern aus dem Labor zu besorgen. Viele von ihnen werden zum Teil ganz ähnliche Methoden verwendet haben, und somit können Sie schon mal ein wenig spicken. Sie sollten aber auf keinen Fall einfach nur kopieren und das Geschriebene Ihrer Vorgänger unkritisch übernehmen! Überprüfen Sie alles, was Sie in diesen Teil aufnehmen auf Vollständigkeit und Korrektheit – gerade bei Protokollen zur Durchführung aufwendiger Experimente mit vielen Mengenangaben und Inkubationszeiten ist dies von herausragender Bedeutung.

Für wen? Wie immer steht auch beim Schreiben dieses Kapitels die Frage im Mittelpunkt, für wen Sie eigentlich schreiben. Korrektoren überfliegen dieses Kapitel in der Regel nur, und die wenigsten werden sich die Mühe machen, jedes Detail zu durchdenken und zu überprüfen. Den Teil »Material und Methoden« schreiben Sie vielmehr für Ihre Kollegen im Labor und v. a. auch für etwaige Nachfolgedoktoranden. Wenn Ihr Methoden-Teil gut verständlich, sorgfältig aufbereitet, präzise und ausführlich ist, dann wird er nachfolgenden Generationen als Hilfe und Handbuch im Labor dienen. Dies allein sollte Ihnen Motivation genug beim Ausformulieren dieses Kapitels sein.

»Material«? »Material und Methoden« ist in manchen Fällen eine denkbar unglücklich gewählte Formulierung. Am ehesten trifft sie sicherlich für rein experimentelle Doktorarbeiten zu. Handelt es sich aber um eine klinische Dissertation, dann stellen Menschen, nämlich Ihre Patienten, das »Material« dar. In diesem Fall sollte es recht und billig sein, dieses Kapitel in »Patienten und Methoden« umzubenennen – gesetzt den Fall, Ihr Doktorvater ist damit einverstanden.

✅ Checkliste Inhalt Material und Methoden
- ✓ **Laborgerät und Chemikalien:** Für alle Geräte muss die genaue Bezeichnung und der Hersteller genannt werden. Wurden eigene Geräte konstruiert und verwendet, muss der Aufbau genau beschrieben werden – am besten unterstützt durch eine Skizze oder ein Foto. Auch bei Chemikalien sollte der Hersteller genannt werden, hinzu kommt die CAS-Bezeichnung (Chemical Abstracts Society). Bei Enzymen wird der Hersteller und die EC-Nummer angegeben (Enzyme Commisssion).
- ✓ **Hard- und Softwareprodukte**, mit denen Ergebnisse produziert wurden, sollten incl. Hersteller genannt werden.
- ✓ **Patienten/Probanden:** Für retrospektive Studien muss dargestellt werden, nach welchen Kriterien die Patienten ausgewählt wurden. Bei prospektiven Studien müssen die Ein- und Ausschluss- sowie die Abbruchkriterien dargelegt werden. Jede einzelne Probandengruppe muss ausführlich beschrieben
▼

5.4 · Was wurde gemacht?

werden. Dazu gehören u. a. Alter, Geschlecht, Diagnosesicherung und Untersuchungsverfahren.
- ✓ **Versuchstiere:** Es werden Züchter (Herkunft), Tierart, Alter, Geschlecht, Besonderheiten aufgeführt. Darüber hinaus muss dargelegt werden, wie die Tiere gehalten wurden: Art und Größe des Stalls, Fütterung, Klima, Licht, Betreuung usw.
- ✓ **Methoden:** Alle angewandten Methoden müssen genannt und dargestellt werden. Etablierte Methoden kann man kurz abhandeln. Komplexe, neuere Methoden erfordern eine ausführliche Darstellung. Sollten Sie im Rahmen Ihrer Dissertation eine neue Methode etabliert oder gar entwickelt haben, dann sollten Sie diese sehr ausführlich und detailliert darstellen – am besten unterstützt durch Skizzen und Abbildungen. Wenn es sich bei Ihrer Doktorarbeit um eine Studie handelt, folgt im Methoden-Teil die genaue Darstellung dieser Studie.
- ✓ **Statistik:** Zum Schluss sollten Sie noch ein paar Worte in Sachen Statistik verlieren. Welche Methoden, Tests, Softwareprogramme wurden verwendet?

Klasse statt Masse. Das Kapitel »Material und Methoden« ist oft ein wildes Sammelsurium von Daten und Protokollen. Es ist hier von besonderer Wichtigkeit, dass Sie (der Übersichtlichkeit wegen) gut gliedern. Versuchen Sie, ewig lange Listen und Aufzählungen zu vermeiden. Führen Sie der Übersichtlichkeit halber lieber noch ein paar Untergliederungspunkte ein (z.B. indem Sie Unterkapitel wie »Molekularbiologische Methoden«, »Proteinchemische Methoden« usw. schaffen). Idealerweise sollte das Kapitel »Material und Methoden« etwa 10–20% Ihrer Doktorarbeit ausmachen. Dies kann aber nur als Richtwert genommen werden. Manche experimentellen Arbeiten glänzen u. a. durch die enorme Vielzahl an Methoden, mit denen Ergebnisse generiert wurden. In solchen Fällen kann es schon mal passieren, dass dieses Kapitel bis zu 40% der gesamten Arbeit einnimmt.

✅ Checkliste Material und Methoden

Diese wichtigen Fragen sollten Sie sich nach Abschluss dieses Kapitels beim Durchlesen noch mal durch den Kopf gehen lassen:
- ✓ Sind auch wirklich **alle** Methoden mit aufgenommen?
- ✓ Vermittelt das Kapitel dem Leser den Eindruck, dass hier wissenschaftlich genau und sauber gearbeitet wurde?
- ✓ Könnte ein neuer Doktorand anhand des vorliegenden Textes die Experimente nachvollziehen und selbst durchführen?

5.5 Was kam heraus?

■■■ Ergebnisse

> Auf Schienen, die man nicht gelegt hat, kann man nicht fahren.
> (Stan M. Davis)

Der Ergebnisteil ist der eigentliche Kern der Dissertation. Hier geht es darum darzulegen, was im Rahmen der Arbeit gemacht wurde und welche Erkenntnisse mit Hilfe der durchgeführten Experimente und Datenerhebungen gewonnen wurden. Wer sich in der glücklichen Lage befindet, viele gute Ergebnisse erzielt zu haben, dem wird es ein Leichtes sein, in diesem Kapitel die Seiten zu füllen. In diesem Fall geht es v. a. noch darum, gut strukturiert und klar die einzelnen Schritte des experimentellen Vorgehens darzulegen. Es ist wie immer von essenzieller Bedeutung, dass man den Leser da abholt, wo er sich mit seinem Wissen befindet und dass man Schritt für Schritt mit ihm den Weg nachgeht, den man selbst im Rahmen der Datenerhebung in den vergangenen Wochen, Monaten oder sogar Jahren gegangen ist. Möglichst viele Abbildungen und Tabellen sollten den Ergebnisteil auflockern und das Geschriebene bebildern und nachvollziehbar machen.

> **⊙ Vorsicht Falle**
>
> Im Ergebnisteil wird nicht gedeutet! Nicht interpretiert! Meinungsäußerungen sind Fehl am Platze! Es geht lediglich um die nüchterne Darstellung dessen, was an Daten generiert wurde. Deshalb haben auch Literaturangaben und Zitate hier nichts verloren.

Eine Frage des Umfangs. Der Ergebnisteil sollte optimalerweise das größte Kapitel der gesamten Dissertation darstellen. 30–40% Anteil an der Promotionsschrift wären ideal. Das ist in vielen Fällen aber einfacher gesagt als getan. Denn auf ganz unterschiedliche Weise kann sich diese Zielvorgabe als schwierig erweisen:

1. kann es passieren, dass auch nach zahlreichen Monaten der Studienplanung, Datenerhebung und Auswertung kaum etwas »herausgekommen« ist und man folglich nicht so recht weiß, wie man eigentlich die Seiten füllen soll.

5.5 · Was kam heraus?

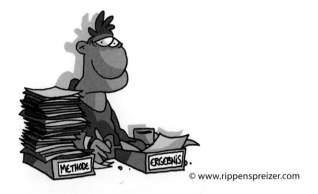

© www.rippenspreizer.com

2. passiert es etwa genauso häufig, dass man unzählige Datenmengen erhoben und massenhaft Ergebnisse generiert hat, dann aber nicht so recht weiß, wie man diese überhaupt alle in eine einzige Arbeit hineinpacken soll.

Wie gehe ich oben genannte Probleme an?

1. ist nicht ganz so leicht. Man kann immer versuchen, ein wenig zu strecken, indem man die Sachverhalte so ausführlich und detailliert wie möglich darstellt. Darüber hinaus kann man alle Abbildungen und Tabellen etwas großzügiger gestalten. Vielleicht besteht auch die Möglichkeit, noch zusätzliche Abbildungen mit einzuarbeiten. Abbildungen sind nämlich exzellent dazu geeignet, Platz zu verbrauchen. Abbildungen von Vorexperimenten und Kontrollen können zusätzlichen Platz verbrauchen und sind nicht zwangsläufig unnötig. Ganz im Gegenteil können solche Kontroll-Abbildungen bezeugen, dass Sie wissenschaftlich und gründlich gearbeitet haben. Haben Sie Genprodukte kloniert? Zeigen Sie den Vektor, stellen Sie Restriktionsschnittstellen und Genprodukt bildlich dar! Haben Sie PCRs durchgeführt? Zeigen Sie die Sequenz mit Primer-Annealing-Stellen! Haben Sie Zellen mikroskopiert? Dann zeigen Sie Fotos, die belegen, wie diese Zellen unter dem Mikroskop ausgesehen haben! Usw.
2. In diesem Fall besteht die Herausforderung v. a. darin, die »Spreu vom Weizen« zu trennen, das wirklich Wichtige herauszufiltrieren. Sind wirklich alle Daten wichtig und bedeutsam? Entwickeln Sie einen roten Faden! Welche Experimente stehen am Rand, welche vielleicht sogar außerhalb? Was ist wichtig im Rahmen der Fragestellung? Was hat hingegen nicht zur Klärung der (in der Einleitung) gestellten Fragen beigetragen? Man ist nicht ver-

pflichtet, alle Daten, die man erhoben hat, in die Doktorarbeit mit hinein zu nehmen. Wenn Sie in der glücklichen Lage sind, auswählen zu können, dann wählen Sie aus! Machen Sie die Sache zu einem runden Ganzen!

> **Vorsicht Falle**
>
> Hüten sollte man sich aber davor, »unbequeme« Daten und Ergebnisse einfach wegzulassen. Nur weil Teilergebnisse die von Ihnen gestellten Hypothesen nicht unterstützen, sollten Sie nicht in die Versuchung geraten, diese unter den Tisch fallen zu lassen. Das ist gänzlich unwissenschaftlich und fällt ganz klar in die Kategorie »Betrug«. Hüten Sie sich davor, durch solche Machenschaften bereits den Beginn Ihrer Karriere aufs Spiel zu setzen!

Ein Bild sagt mehr als tausend Worte. Ganz besonders viel Wert sollten Sie im Ergebnisteil auf gute und aussagekräftige Abbildungen legen, die möglichst selbsterklärend sein sollten. Dennoch sollten die Abbildungen nicht vom Text losgelöst sein. Jede Abbildung muss im Text »verwurzelt« werden, indem Sie auf die erhobenen Daten oder Experimente hinweisen und **im Text** auf die entsprechende Abbildung verweisen. Wird eine Abbildung aus einer fremden Quelle entnommen, dann muss diese Quelle zitiert und ins Literaturverzeichnis aufgenommen werden. Rein formal gilt:

- Unter jeder Abbildung steht eine Legende.
- Alle Abbildungen und Tabellen werden (getrennt voneinander) durchlaufend nummeriert. Es gibt hierzu folgende Übereinkunft: »Abbildung« wird abgekürzt. »Tabelle« hingegen wird ausgeschrieben. Also: »Abb.1«, »Abb.2« usw.; aber »Tabelle 1«, »Tabelle 2« usw.
- Im Gegensatz zu Abbildungen gilt bei Tabellen: Die Legende steht oberhalb der Tabelle!

> **Der heiße Tipp**
>
> **Zusammenfassung als Abbildung.** Besonders wertvoll ist eine Tabelle, die am Ende des Ergebnisteils alle Experimente bzw. die gesamte Studie noch mal in Zusammenschau abbildet. Versuchen Sie, alle erzielten Ergebnisse, alle erworbenen Erkenntnisse noch mal als Übersicht in einer einzigen Abbildung (z. B. Flowdiagramm) oder Tabelle darzustellen.

✓ Checkliste Ergebnisse

Diese wichtigen Fragen sollten Sie sich nach Abschluss dieses Kapitels beim Durchlesen noch mal durch den Kopf gehen lassen:
- ✓ Nimmt das Kapitel »Ergebnisse« innerhalb der Arbeit ausreichend viel **Platz** ein?
- ✓ Sind **alle** wichtigen Ergebnisse in einer sinnvollen **Reihenfolge** dargestellt? Ist ein »roter Faden« erkennbar?
- ✓ Ist möglichst jedes wichtige Ergebnis als **Abbildung** dargestellt oder umgesetzt worden? Sind die Abbildungen selbsterklärend?
- ✓ Sind alle Abbildungen und Tabellen beschriftet und durchnummeriert?
- ✓ Vermittelt das Kapitel dem Leser den Eindruck, dass hier wissenschaftlich genau und sauber gearbeitet wurde?

5.6 Was heißt das?

■■■ Diskussion

Das Schwierigste am Diskutieren ist nicht, den eigenen Standpunkt zu verteidigen, sondern ihn zu kennen.
(André Maurois)

Ergebnisteil und Diskussion gehen Hand in Hand. Die Diskussion hängt unmittelbar mit dem Ergebnisteil zusammen. Alles, was im Ergebnisteil dargestellt wurde, sollte auch in der Diskussion beleuchtet und kritisch bewertet werden. Es bietet sich daher an, die Gliederung der Diskussion ganz nah an die Gliederung des Ergebnisteils anzupassen. Dadurch wird es dem Leser leichter fallen, die dargestellten Inhalte nachzuvollziehen. Je klarer und übersichtlicher der Ergebnisteil gegliedert war, desto eher kann man genau diese Gliederung auch in paralleler Form im Diskussionsteil verwirklichen. Ein solches Vorgehen hilft auch dem Doktoranden, wenn es darum geht, selbst bei großen Datenmengen die Übersicht zu bewahren und auch Einzelergebnisse konsequent durchzudiskutieren. Das von Doktoranden wie auch Doktorvätern häufig gleichermaßen gefürchtete »Diskussionswirrwarr« lässt sich durch ein solches Vorgehen von Anfang an vermeiden.

> **Der heiße Tipp**
>
> **Ergebnisse in der Diskussion.** Man sollte, bevor man beginnt, einzelne Ergebnisse zu diskutieren, das entsprechende Ergebnis noch einmal kurz zusammenfassen – möglichst in ein oder zwei Sätzen. Kein Mensch kann erwarten, dass der Leser die ganzen Einzelheiten nach bloßem Lesen des Ergebnisteils von A bis Z verinnerlicht hat.

Einordnung in ein »großes Ganzes«. Es geht im Diskussionsteil v. a. darum, die Ergebnisse zu interpretieren und in einen fachlichen Zusammenhang zu stellen. Ganz wichtige Voraussetzung für eine gute und gelungene Diskussion ist (wie auch schon bei der Einleitung) ein gründliches Literaturstudium. Schon während Sie die Literatur sichten, sollten Sie sich folgende Fragen stellen und in einer Art »Pro und contra« Aufstellung für sich selbst auflisten:

✓ Checkliste Literatur für die Diskussion

- ✓ Welche anderen Veröffentlichungen untermauern meine Ergebnisse?
- ✓ Welche theoretischen Grundlagen und Veröffentlichungen widersprechen dem, was ich selbst gefunden habe?
- ✓ Wie sind meine Daten und Erkenntnisse in einen theoretischen Gesamtzusammenhang einzuordnen, und inwieweit tragen sie zu einem besseren Verständnis der Materie bei?
- ✓ Welche Ansätze sollten weiter verfolgt werden und warum?

Es ist wichtig, sowohl die Veröffentlichungen zu besprechen, die Ihre eigenen Daten unterstützen, als auch die, die sie (vermeintlich oder tatsächlich) schwächen. Am besten versuchen Sie, sich in eine Art Außenposition zu versetzen, in der Sie sowohl den eigenen Befunden als auch allen anderen Veröffentlichungen ganz sachlich gegenüberstehen. Sie müssen sich bewusst machen, dass eine Diskussion bzw. Ihre gesamte Arbeit nicht deshalb besser wird, weil Sie Ihre eigenen Ergebnisse in ein besonders gutes Licht rücken. Es geht um ein möglichst hohes Maß an Objektivität. Und nur weil eine andere Forschungsgruppe ihre Ergebnisse in einem (womöglich sogar hochkarätigen) Journal veröffentlicht hat, haben diese Erkenntnisse noch lange keinen Anspruch auf alleinige Gültigkeit. In der Medizin gibt es nun mal kein »richtig« und »falsch«. Jede einzelne Studie trägt ihren kleinen Teil zum großen Gesamtverständnis bei.

5.6 · Was heißt das?

> **Der heiße Tipp**
>
> **Widersprüchliche Papers.** Wenn veröffentlichte Ergebnisse Ihren eigenen widersprechen, dann lesen Sie besonders gründlich den Material/Methoden- und Ergebnisteil des entsprechenden Papers durch! Oft finden sich hier schon Hinweise, warum etwas anderes herausgekommen ist. Vielleicht eine andere Herangehensweise, ein anderes experimentelles Setting, eine andere Meßmethode, andere Ein- und Ausschlusskriterien usw.

Bescheiden sein. Prinzipiell lohnt es sich immer, in der Diskussion eigener Ergebnisse Zurückhaltung zu üben. Sie sollten bedenken, dass es in der menschlichen Natur liegt, die eigenen Ergebnisse überzubewerten. Scheuen Sie sich daher bitte auch nicht, die Frage nach den Schwachstellen der eigenen Arbeit und möglichen Fehlern in Herangehensweise und Durchführung zu stellen. Das sind äußerst bedeutsame Fragen, und sie sollten in jeder Dissertationsarbeit erläutert werden. Dies zu diskutieren schwächt Ihre Arbeit auf keinen Fall. Ganz im Gegenteil – es wird sie stärken, da sie auf diesem Weg wissenschaftlich korrekter und vollständiger wird. Peinlich und disqualifizierend wäre es hingegen, wenn der Gutachter offensichtliche Schwachstellen entdeckt, die von Ihnen aber beflissentlich »unter den Tisch gekehrt« wurden.

🛈 Für Durchblicker
Beispielhafte Gliederung einer Diskussion
- Diskussion einzelner Ergebnisse in Entsprechung zum Ergebnisteil
    - präziser und knapper Bezug auf die Fragestellung
    - Argumente für die Konzeption des Versuchs
    - Diskussion der Methode
    - Diskussion der Ergebnisse
    - Diskussion der Fehlermöglichkeiten
    - Schlussfolgerungen mit präzisen Antworten auf die in der Einleitung gestellten Fragen
    - mögliche Konsequenzen, Ausblicke und Ansätze für mögliche weiterführende Experimente und Studien

▼

- Diskussion nicht angelehnt an den Ergebnisteil
    - Diskussion und Bewertung der eigenen Ergebnisse
    - Diskussion der Fehlermöglichkeiten
    - Diskussion im Zusammenhang:
    1. Vergleich einzelner Resultate mit bereits publizierten Daten – Einzelergebnisse müssen mit entsprechenden Befunden in der Literatur Punkt für Punkt verglichen werden.
    2. Hinweis auf den bisherigen Wissensstand in dem Gebiet und auf die möglichen Erkenntnisgewinne durch die eigenen Untersuchungen.
    3. Ausblick: Wie könnte es weitergehen? Welche langfristigen Perspektiven entstehen?

Checkliste Diskussion

- ✓ Ist die Diskussion **sachlich** genug?
- ✓ Ist alles gut **verständlich**?
- ✓ Kommt die Diskussion »auf den Punkt«?
- ✓ Jeder einzelne Diskussionsabschnitt sollte dem Leser eine inhaltliche Botschaft übermitteln.
- ✓ Ist der **Aufbau** der Diskussion am Ergebnisteil nachzuvollziehen?
- ✓ Waren Sie **kritisch** genug?
- ✓ Werden auch Schwachpunkte diskutiert?
- ✓ Haben Sie erreicht, Ihre Ergebnisse in einen größeren **Gesamtzusammenhang** zu stellen?
- ✓ Haben Sie die in der Einleitung gestellten **Fragen** beantworten können?

5.7 Und was noch?

■■■ Zusammenfassung, Lebenslauf usw.

Jetzt kommt die »Kür«. Wenn Sie an dieser Stelle angekommen sind, wenn Sie Einleitung, Material/Methoden, Ergebnisteil und Diskussion geschrieben haben, dann können Sie sich entspannt zurücklehnen. Was Ihnen jetzt noch bevorsteht, wird Ihnen wie ein Kinderspiel vorkommen.

5.7.1 Die Zusammenfassung

Merken Sie sich: Neben dem Inhaltsverzeichnis ist die Zusammenfassung der am meisten gelesene Abschnitt Ihrer Dissertation! Und gerade deshalb ist sie so ungemein wichtig. Erfahrene Autoren feilen oft tagelang an einer Zusammenfassung. Ein großes Problem liegt aber darin begraben, dass die Zusammenfassung ganz am Ende geschrieben wird – zu einem Zeitpunkt, wenn dem Doktoranden eh schon die »Puste ausgeht«. Da fällt es schwer, sich noch mal aufzuraffen und die volle Motivation aufzubringen, die für das Verfassen dieses ach so wichtigen Teils so dringend notwendig ist. Geben Sie sich einen Ruck! Versuchen Sie, den inneren Schweinehund zu überwinden. Machen Sie sich die Bedeutsamkeit der Zusammenfassung bewusst und hängen Sie sich noch mal voll rein. Es wird sich lohnen! Am Ende soll eine eindeutige, präzise, objektive Zusammenfassung stehen, die die wesentlichen Aussagen der gesamten Arbeit in aller Würze und Kürze zu vermitteln versteht.

Zweck der Zusammenfassung? Schneller Überblick über die gesamte Arbeit.

Was soll alles rein? Einleitender Satz, Fragestellung, Hypothese, Methodik. Ergebnisse, Diskussion, Schlussfolgerungen, Ausblick. Aber: In die Zusammenfassung kommen nur Inhalte und Gedankengänge, die auch in der eigentlichen Arbeit schon vorkommen. Keine zusätzlichen Ergebnisse oder Deutungen!

Was hat in der Zusammenfassung nichts zu suchen? Keine Abbildungen, keine Tabellen, keine Literaturzitate.

Umfang? Idealerweise eine Seite, maximal zwei. In den meisten Promotionsordnungen ist dies sehr streng geregelt.

5.7.2 Literaturverzeichnis

Das Literaturverzeichnis hat den Sinn, dem Leser die Beschaffung der in der Arbeit zitierten Originalarbeiten zu ermöglichen. Dafür muss es alle bibliographischen Daten enthalten. Zitiert wird prinzipiell so, wie es die Promotionsrichtlinien Ihrer Universität vorgeben. Informieren Sie sich daher rechtzeitig über die Vorgaben, die an Ihrer Uni gelten!

> **Der heiße Tipp**
>
> **EndNote®.** Nutzen Sie, wenn möglich, ein professionelles Bibliographieprogramm! EndNote® ist wohl das am weitesten verbreitete. Mehr als eine Million Wissenschaftler und Studenten weltweit verwenden EndNote® zur Recherche in bibliographischen Online-Datenbanken, zur Verwaltung ihrer Literatur und zur automatischen Erstellung von Bibliographien. EndNote® ist mittlerweile auch für Macintosh erhältlich.
> ▶ www.endnote.com

In der Regel wird nach dem **Harvard System (HVS)** zitiert. Das heißt, dass im fortlaufenden Text der Name des Autors und das Erscheinungsdatum in Klammern in Anschluss an das entsprechende Zitat erscheinen. Im Literaturverzeichnis werden dann alle Autoren alphabetisch aufgelistet. Die andere Möglichkeit des Zitierens ist das sog. **Naturwissenschaftliche System (NWS)**. Hier werden alle Zitate unter Angabe einer (fortlaufenden) Nummer im Text vermerkt. Am Ende der Doktorarbeit finden sich die Quellenangaben dann in der Reihenfolge der Zitierung wieder.

HVS oder NWS? Das HVS erleichtert dem Verfasser die Erstellung eines vollständigen Literaturverzeichnisses. Veränderungen im Manuskript lassen sich leicht im Literaturverzeichnis unterbringen (auch wenn man kein EndNote® verwendet). Beim NWS fordern solche Umstellungen hingegen eine Überarbeitung der Quellennummerierung im gesamten Text und im Verzeichnis. Wer hier nicht mit einem professionellen Bibliographie-Programm arbeitet, findet sich schnell am Rande der Verzweiflung wieder. Der große Vorteil des NWS liegt darin begründet, dass auch in größerem Maße Literaturzitate eingebracht werden können, ohne den Textfluss stark zu stören.

5.7 · Und was noch?

🌐 Für Durchblicker
Richtlinien für die Reihenfolge im Harvard-System
- Alphabet vor Jahreszahl!
- Der Name des Erstautors bestimmt die Reihenfolge.
- Bei identischen Namen bestimmen die Initialen der Vornamen die Reihenfolge.
- Bei verschiedenen Publikationen eines Autors wird die ältere Publikation vor der jüngeren genannt.
- Sind mehrere Publikationen des gleichen Autors im gleichen Jahr erschienen, dann werden zur Unterscheidung Kleinbuchstaben eingesetzt (z. B. Werner HJ, 1990 a; Werner HJ, 1990 b)
- Bei Einzel- und Gemeinschaftspublikationen gilt: Zuerst werden die von einem Autor allein publizierten Arbeiten in der Reihenfolge der Jahreszahlen aufgelistet, danach in chronologischer Reihenfolge die mit Co-Autoren verfassten Beiträge.

✅ Checkliste Literaturzitate
✓ Zeitschriften:
  - Namen der Autoren mit allen Co-Autoren (im Gegensatz zur Nennung im Text nicht mit »et al.«)
  - Titel der Arbeit
  - Abgekürzter Zeitschriftenname
  - Erscheinungsjahr
  - Zeitschriftenband
  - Seitenzahlen

  Beispiel: Marci CD, Moran, EK, Orr SP
  Physiologic evidence for the interpersonal role of laughter during psychotherapy.
  J Nerv Ment Dis (2004) 192: 689–695

✓ Beiträge in Büchern:
  - Namen der Autoren mit allen Co-Autoren
  - Titel des Beitrags
  - Seitenangabe
  - »In:« Namen der Herausgeber »(Hrsg.)«
  - Titel des Buches
  - Band (falls mehrere erschienen)

▼

- Auflage (falls nicht die erste)
- Verlag
- Erscheinungsort
- Erscheinungsjahr

Beispiel: Meyerbeer JH, Becker WT
    Wie regelmäßiges Lächeln unser Wohlbefinden fördert, 215–226
    In: Fritz WJ (Hrsg.): Lachen ist gesund.
    2. Aufl. Werthammer, München (2003)

✓ Bücher:
- Namen aller Autoren
- Titel
- Auflage (falls nicht die erste)
- Verlag
- Erscheinungsort
- Erscheinungsjahr

Beispiel: Müller H, Schulze B
    Erbliche Formen chronischer Obstipation.
    4. Aufl. Buschulte, Berlin (1999)

✓ Dissertationen und Habilitationen:
- Autor
- Titel der Arbeit
- »Medizinische Dissertation/Habilitation«
- Ort der Universität
- Jahresangabe

Beispiel: Seidenhammer P
    Untersuchung zur Co-Lokalisation von Aktin und Cyclin D-1 in
    Schweineurothelzellen.
    Medizinische Dissertation, Universität Mannheim (2001)

✓ Unveröffentlichte Befunde:
Können auch ins Literaturverzeichnis aufgenommen werden, möglichst aber nur in begrenzter Zahl, da sie zum einen nicht nachprüfbar sind, zum anderen nicht für jedermann zugänglich.

Beispiel: Horn PK: Persönliche Mitteilung (1999)
    Müller SB: Publikation in Vorbereitung (2005)

▼

5.7 · Und was noch?

✓ Unveröffentlichte, eigene Befunde:
Hierbei ist wichtig zu beachten, dass die Angabe »im Druck« unzulässig ist. Es sind lediglich die Angaben »Publikation in Vorbereitung« und »zur Publikation angenommen« gestattet.
Beispiele: Verbeuer TJ, Manzel ZU, Becker HH
New aspects of wnt signalling.
Nature (zur Publikation angenommen)

Holzschuh WA
How ethanol abuse effects sexual activity.
(Publikation in Vorbereitung)

5.7.3 Lebenslauf

Der Lebenslauf wird in tabellarischer Form erstellt. Er enthält:

✓ Checkliste Lebenslauf

✓ Persönliche Daten
- Name und Vorname
- Geburtsdatum
- Geburtsort
- Familienstand
- Name und Beruf des Vaters
- Name und Beruf der Mutter

✓ Schulischer Werdegang
- Grundschule (Jahr-Jahr)
- Gymnasium (Jahr-Jahr)
- Abitur (Datum)

✓ Universitärer Werdegang
- WS/SS Beginn des Studiums der Medizin in…
- 1. Ärztliche Prüfung (Datum)
- 2. Ärztliche Prüfung (Datum)
- Famulaturen und Praktisches Jahr (optional)

✓ Berufliche Zusatzausbildungen (optional)
✓ Längere Auslandsaufenthalte (optional)
✓ Veröffentlichungen (optional)
✓ Preise und Stipendien (optional)

5.7.4 Danksagung

Eine Danksagung ist üblich. Sie stellt in aller Regel das letzte Kapitel der Dissertationsschrift dar. Es sollten darin Personen erwähnt werden, die an der Entstehung der Arbeit beteiligt waren. Man kann sich z. B. bedanken: bei dem Doktorvater für die Überlassung des Themas, bei dem Betreuer, den Mitarbeitern im Labor und in der Klinik, bei Ratgebern, Korrekturlesern, Förderern im geistigen wie auch im finanziellen Sinn usw.

5.8 Zu guter Letzt?

Korrekturlesen

Herzlichen Glückwunsch! Sie haben es geschafft! Wenn Sie tatsächlich Ihre gesamte Doktorarbeit geschrieben haben, dann gilt es nur noch, dem Ganzen den richtigen Feinschliff zu geben und dafür zu sorgen, dass auch alles seine Richtigkeit hat. In einem ersten Schritt sollten Sie selbst die Arbeit noch ein- bis zweimal komplett durchlesen und auf fachliche Ungenauigkeiten wie auch Tippfehler und stilistische Mängel überprüfen. Am besten machen Sie das in voneinander unabhängigen Durchgängen. Man kann nicht gleichzeitig adäquat auf Inhalt und Rechtschreibung achten. Das ist fast unmöglich.

✅ **Checkliste Korrektur**

✓ Inhaltlich
  - Alle Aussagen korrekt?
  - Argumentation sachlich?
  - Alle Behauptungen begründet und mit entsprechenden Literaturangaben belegt?
  - Schlussfolgerungen logisch?
  - Kurz genug?
  - Roter Faden erkennbar?
  - Proportionen zwischen den Kapiteln gewahrt?

▼

5.8 · Zu guter Letzt?

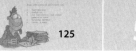

✓ Formell
   - Kopf- und Fußzeilen einheitlich?
   - Überall Blocksatz?
   - Überschriften einheitlich formatiert?
   - Stimmen die Überschriften im Text mit denen im Inhaltsverzeichnis überein?
   - Neue Kapitel auf neuer Seite begonnen?
   - Schreibweisen einheitlich?
   - Alle Abbildungen im Text erwähnt?
   - Alle Abbildungen und Tabellen fortlaufend und korrekt nummeriert?
   - Seitenzahlen korrekt und fortlaufend? (Titel und Inhaltsverzeichnis in römischen Zahlen oder nicht nummeriert, Text in arabischen Zahlen nummeriert)
   - Literaturverzeichnis vollständig?

Anschließend sollten Sie die Arbeit zwei bis drei Korrekturlesern weitergeben. Zunächst sollten Sie die Arbeit Ihrem Betreuer geben, damit dieser überprüft, ob rein fachlich auch alles korrekt beschrieben wurde. Nachdem Sie die Vorschläge Ihres Betreuers eingearbeitet haben, sollten Sie die Arbeit noch an einen Freund geben, der sich wiederum **nur** mit Fragen der Rechtschreibung und Zeichensetzung befasst.

6 Ergebnisse »verkaufen«

6.1 Wie halte ich einen guten Vortrag? – 128

6.2 Wohin fahre ich denn nur? – 132

6.3 Warum ein Poster? – 134

6.4 Wow, ein Paper? – 138

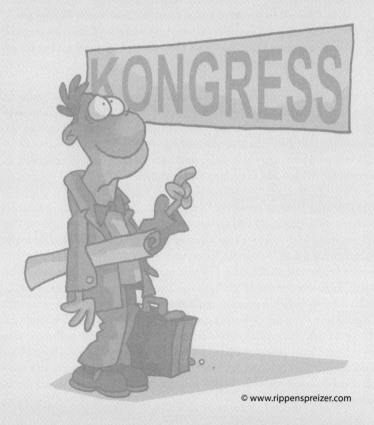

© www.rippenspreizer.com

Es macht sicher keinen Sinn, sich mit der eigenen Doktorarbeit im stillen Kämmerlein zu verstecken. Schließlich haben Sie nicht Wochen, Monate oder sogar Jahre zum reinen Selbstzweck gearbeitet. Sobald Sie etwas einigermaßen Greifbares zu bieten haben, sollten Sie jede Gelegenheit nutzen, Ihre Ergebnisse vorzustellen. Erst im kleinen und dann vielleicht auch im größeren Kreis.

6.1 Wie halte ich einen guten Vortrag?

■■■ Wesentliche Ratschläge, damit niemand einschläft

Den goldenen Weg, einen perfekten Vortrag zu halten, kenne ich leider auch nicht. Sonst würde ich selbst besser vortragen oder Bücher darüber schreiben. Aber es gibt ein paar gute Regeln, die Ihnen helfen können zu erreichen, dass Ihre Zuhörer nicht einschlafen und im besten Fall sogar noch etwas aus dem Vortrag mit nach Hause nehmen.

Abholen. Die erste und vielleicht sogar wichtigste Regel, wenn Sie beginnen, Ihren ersten wissenschaftlichen Vortrag vorzubereiten, ist folgende: Sie müssen Ihre Zuhörer »abholen«! Das setzt natürlich voraus, dass Sie sich vorher Gedanken über die Zuhörerschaft machen. Um ein Publikum zu fesseln und für sich einzunehmen, muss man sich bemühen, einen Kontakt herzustellen, an Kenntnisse, Wissen und Erfahrungen anzuknüpfen.

Das Reich der Träume. Die zweite Grundregel wäre: Tun Sie nie das, was Sie bei anderen stört. Fragen Sie sich im Voraus: Wie geht es Ihnen, wenn Sie in Vorträgen sitzen? Warum werden Sie während Vorträgen müde und haben mit dem Schlaf zu kämpfen? Was gefällt Ihnen und was nicht? Was behalten Sie und warum? Gehen Sie nicht mir der Einstellung an Ihren Vortrag heran, **möglichst viel** hineinpacken und **möglichst viel** von Ihrer Forschung berichten zu wollen. Jeder Zuhörer freut sich, wenn er etwas versteht und wenn er Ihnen gedanklich folgen kann – von der ersten bis zur letzten Minute! Man hat den Eindruck, dass ganz viele Vortragende Ihr Referat nach folgendem Motto aufbauen: »Das erste Drittel kann jeder verstehen, das zweite Drittel nur noch die Spezialisten und das dritte Drittel dann niemand mehr.« Wer so denkt, braucht sich nicht zu wundern, wenn sich die Zuhörer reihenweise ins Reich der Träume verabschieden.

6.1 · Wie halte ich einen guten Vortrag?

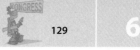

🙂 Für Durchblicker
Einfache Tipps zur Vorbereitung von Vorträgen

- **KISS:** Keep it short and simple!
- **Einstieg:** Vorformulieren! Für den ersten Eindruck hat man keine zweite Chance! Die ersten zehn Worte sind wichtiger als die kommenden 100 Sätze! Deshalb muss der Einstieg sitzen.
- **Kürze:** Kurze, aktive Sätze bevorzugen! Jede Folie hat eine eigene Aussage, die in maximal drei Minuten erläutert wird. Niemals die Stichworte einfach nur von der Folie ablesen!
- **Spannung:** Sie sollten versuchen, von Beginn an einen Spannungsbogen aufzubauen, der die Zuhörer neugierig macht. Stellen Sie rhetorische Fragen, die Sie im Laufe Ihres Vortrags beantworten. Kommen Sie am Ende des Vortrags auf diese Fragen zurück und zeigen Sie Ihren Zuhörern als »Take home Message«, dass Sie diese Fragen beantwortet haben.
- **Folien:** Höchstens fünf Punkte auf eine Folie! Achten Sie auf eine ausreichend große und gut lesbare Schrift. Je weniger Text, desto besser die Slides! Bilder benutzen, wo immer das möglich ist! Formeln nur dann benutzen, wenn absolut unumgänglich.
- **Synchron:** Achten Sie auf Synchronität! Sie sollten immer genau über das sprechen, was gerade auf der Folie bzw. dem Flipchart zu sehen ist – aber in eigenen Worten.
- **Langsam:** Und verständlich. Wer zu schnell und zu leise spricht, wer mit Abkürzungen und Fremdworten um sich wirft, verliert die Aufmerksamkeit des Publikums schneller, als er sprechen kann.
- **Im Blick:** Halten Sie immer Blickkontakt zu Ihren Zuhörern! Am besten suchen Sie sich im Publikum ein paar nette Leute mit freundlichen Gesichtern und nehmen immer wieder Blickkontakt mit denen auf. Auf diese Weise werden Sie selbst mehr lächeln und Sie erscheinen freundlicher. Hüten sollte man sich davor, ständig die Vorgesetzten anzuschauen. Das wirkt unterwürfig.
- **Zeit:** Man kann über alles reden – aber nicht über 45 Minuten! Denn da liegt die Grenze der Aufnahmefähigkeit. Bei längeren Vorträgen sollten Sie unbedingt Pausen einlegen und sich in den Pausen unter das Publikum mischen.

▼

- **Ausstieg:** Wie der Einstieg, so will auch der Ausstieg wohl durchdacht und am besten vorformuliert sein. Formulieren Sie eine Kernbotschaft! Und vergessen Sie nicht, sich für die Aufmerksamkeit Ihres Publikums zu bedanken!

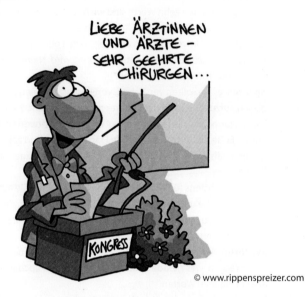

© www.rippenspreizer.com

Vorträgen üben. Großartige Ergebnisse und schicke Slides machen noch lange keinen guten Vortrag. Ob Sie Ihre Zuhörer begeistern können, hängt im Endeffekt ganz stark von Ihnen und Ihrer Präsentation ab. Deshalb lohnt es sich auch unbedingt, die Präsentation zu üben. In einem ersten Schritt sollten Sie Ihren Vortrag öfter laut lesen – am besten stehend, damit Sie sich gleich daran gewöhnen. Eine besonders radikale, aber extrem hilfreiche und wertvolle Methode besteht darin, den Vortrag auf Band aufzunehmen und anschließend zu analysieren. Bei ganz wichtigen Vorträgen schleicht man sich idealerweise vorher schon mal in den entsprechenden Raum und hält die Präsentation dort zur Probe. Auf jeden Fall sollten Sie aber vorher vor Ort überprüfen, ob sich der Beamer mit Ihrem Laptop synchronisieren lässt, und sich einfach mit der Technik im Raum vertraut machen. Nichts ist peinlicher (und unnötiger), als wenn man vor einem Raum voller wartender Menschen steht und den Beamer nicht zum Laufen bekommt.

6.1 · Wie halte ich einen guten Vortrag?

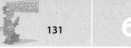

> **⚠ Vorsicht Falle**
>
> Erschreckend, aber wahr: Rund 90% der Wirkung eines Vortrags werden durch Kleidung, Haltung, Stimme, Gestik und Mimik des Vortragenden bestimmt. Inhaltliche Aussagen wirken nur zu 10%!

Nach dem Vortrag. Angst vor Fragen? Nach wissenschaftlichen Vorträgen kommt die oftmals gefürchtete Fragerunde, in welcher der Vortragende dem Publikum Rede und Antwort steht. In den meisten Fällen sind die Publikumsreaktionen reine Verständnis- und Ergänzungsfragen. Wenn Sie sich sorgfältig vorbereitet haben, dann besteht überhaupt kein Grund zur Panik. Meist kennt sich eh keiner auf diesem speziellen Gebiet so gut aus wie Sie selbst. Und in der Regel will Ihnen auch niemand böse.

Hilfe, Kritik. Sollte dennoch jemand Kritik üben oder Ihren Behauptungen widersprechen, dann antworten Sie sachlich und geduldig. Es ist keine Schande einzuräumen, den einen oder anderen Aspekt so noch nicht bedacht zu haben. Im Einzelgespräch können Sie die Diskussion dann später ggf. noch vertiefen. Fatal hingegen wäre es, auf Fehlern zu bestehen und sich uneinsichtig zu zeigen.

Killerphrase. Mit beeindruckender Regelmäßigkeit kommt nach Vorträgen aus Reihen der ewigen Besserwisser der sog. »Killersatz«: »Das ist ja nichts Neues, was Sie da erzählen.« Wenn Sie diesen Satz mal selbst zu hören bekommen, dann atmen Sie tief durch und führen sich vor Augen, dass auch dieser Satz selbst nicht neu ist. Er wird immer und immer wieder gebracht und dabei liefert er keine wirklichen Informationen. Am besten fragen Sie gleich mal nach, was damit gemeint sein soll und wer diese Fragestellung so schon bearbeitet hat und wo das dokumentiert ist.

Neue Erkenntnisse. Die Frage »Was daran ist neu?« ist hingegen durchaus legitim. Es ist ja auch eine sehr interessante Frage – eine Frage, die Sie sich während der Doktorarbeit auch selbst immer mal wieder stellen sollten. Deshalb sollten Sie sich auch im Voraus eine Antwort darauf überlegen. Und selbst wenn die Frage nicht gestellt wird – allein die Tatsache, dass Sie sich darüber Gedanken gemacht haben, ist eine gute und wichtige Vorbereitung für Ihren Vortrag!

6.2 Wohin fahre ich denn nur?

▪▪▪ Kongresse und Konferenzen

Mit Ihrer Doktorarbeit haben Sie erste Schritte auf dem Parkett der Wissenschaft gemacht. Vielleicht haben Sie ja Spaß daran gefunden. Ein nächster Schritt wäre dann, einen Blick über den eigenen Tellerrand zu werfen und sich mal umzusehen, was die anderen noch so machen.

Die Welt jenseits des Tellerrandes. Kongresse und Konferenzen sind eine wunderbare Möglichkeit, nicht nur, um innerhalb weniger Tage eine geballte Ladung Information zu einem sehr speziellen, ausgewählten Thema präsentiert zu bekommen, sondern auch, um Kollegen aus dem gleichen Fachbereich kennen zu lernen, Kontakte zu knüpfen, sich auszutauschen usw. Ganz abgesehen davon, dass viele Kongresse an den besonders schönen Orten dieser Erde stattfinden – und somit eine vortreffliche Gelegenheit bieten, das Sinnvolle mit dem Angenehmen zu verbinden.

Wenn Sie Glück haben, werden Sie von Ihrer Abteilung bei dem Besuch eines Kongresses finanziell unterstützt. Manche Abteilungen machen das davon abhängig, ob man nur so hinfährt (kein Geld) oder ob man selbst ein Poster präsentiert oder gar einen Vortrag hält (Geld!). Es lohnt sich auf jeden Fall nachzufragen – aber erst, sobald man eine konkrete Veranstaltung ins Auge gefasst hat.

> **Der heiße Tipp**
>
> **European Students' Conference.** Eine wunderbare Gelegenheit, in die Welt der Kongresse und Konferenzen hineinzuschnuppern, ist die European Students' Conference, die einmal jährlich (meist im November) in Berlin stattfindet. Sie richtet sich an alle Studenten biomedizinischer Fachrichtungen und beeindruckt Jahr für Jahr durch ihre ungezwungene, aber professionelle Atmosphäre und ein großartiges Rahmenprogramm für die im Schnitt 1000 Teilnehmer aus allen Teilen Europas. (▶ www.esc-berlin.com)

Nicht die Menge macht's. Suchen Sie sich inhaltlich die Veranstaltungen, die Sie besuchen, auf jeden Fall genau aus, statt nach dem Motto »je mehr, desto besser« Kongresse zu besuchen. Das gilt in besonderem Maße dann, wenn Sie selbst einen Kongressbeitrag liefern wollen. Wenn Ihr Forschungsgegenstand thematisch nicht zur Konferenz passt, ist weder Ihnen noch Ihren Zuhörern gedient. Außerdem riskieren Sie, mit Ihrem Beitrag im Voraus schon abgelehnt zu werden. Sollten Sie dennoch eingeladen werden, laufen Sie Gefahr, dass die ganze Veranstaltung für Sie gänzlich unergiebig verläuft, weil Sie nicht auf die entsprechenden Kollegen treffen werden, mit denen Sie in einen fruchtbaren Austausch treten könnten. Für internationale Konferenzen mit Schwerpunkt auf den USA bietet ▶ www.medscape.com eine der besten und vollständigsten Listen vergangener und zukünftiger Konferenzen, sortiert nach knapp 40 Fachrichtungen.

Abstract einreichen. Sobald Sie sich entschieden haben, einen Kongress besuchen und dort entweder ein Poster präsentieren oder auch einen Vortrag halten zu wollen, sollten Sie sich ganz genau nach den Bewerbungsrichtlinien und Deadlines erkundigen. Eingereicht wird meist ein sog. Abstract, also eine Zusammenfassung Ihres Kongressbeitrags. Anhand dieses Abstracts wird entschieden, ob Sie mit Ihrem Beitrag zum Kongress eingeladen werden. Darüber hinaus wird in den meisten Fällen der Abstract in abgedruckter Form im Kongressbuch erscheinen, welches alle Teilnehmer vor Ort ausgehändigt bekommen.

Fristen einhalten. Es ist von entscheidender Bedeutung, dass Sie Ihren Beitrag rechtzeitig einreichen und dass Sie sich an die Formatvorschriften halten und v. a. auch nicht den maximalen Umfang des einzureichenden Beitrags überschreiten. Ansonsten könnte es sein, dass Sie aus rein formalen Gründen abgelehnt werden. Auch finanziell kann es sich lohnen, rechtzeitig die Anmeldung zum Kongress abzuschicken, denn oft gibt es eine spezielle »discount fee« oder »pre-registration«, durch die Sie bei rechtzeitiger Anmeldung manchmal mehrere hundert Euro Gebühr sparen können.

Was präsentieren? Sie können in jeder Publikation immer nur Teilaspekte Ihrer Arbeit vorstellen. Das gilt verschärft für Kongressbeiträge. Auf ein Poster passt nun mal nur eine gewisse Menge an Information – und Kongressvorträge sind auch oft nur 10 oder 15 Minuten lang. Sie sind also gezwungen, im Voraus ganz genau zu überlegen, welchen Teilaspekt Sie nun bei dieser spezifischen Konferenz ins Rampenlicht rücken wollen. Es gilt auch, darüber nachzudenken, was man der »Konkurrenz« zeigen will und was nicht. Halbfertige Ergebnisse zu präsentieren kann nämlich auch mal gefährlich sein, weil man Gefahr läuft, dass andere die Idee aufgreifen und daran weiterarbeiten. Im schlimmsten Fall kommen diese Gruppen dann schneller zu einem Abschluss und veröffentlichen (im Sinne eines Zeitschriftenartikels) noch vor Ihnen. Allerdings hat es auch keinen Sinn, Kleinigkeiten breitzutreten und dafür zentrale Beweise zu unterschlagen, nur weil man Angst vor Konkurrenten hat. Dann sollte man sich lieber überlegen, ob man überhaupt einen Beitrag zu dem Kongress einreichen will oder nicht.

6.3 Warum ein Poster?

■■■ Wissenschaftlich publizieren für Anfänger

Wenn von »wissenschaftlicher Publikation« gesprochen wird, denken die meisten doch nur an das gute alte »Paper«, den Artikel in einer Fachzeitschrift. Doch der Begriff umfasst mehr als das. Auch Buchbeiträge sowie Poster und Vorträge bei Fachkongressen sind wissenschaftliche Veröffentlichungen – und gerade letztere bieten oft einen mehr als geeigneten Einstieg für junge Wissenschaftler und Doktoranden.

Zwar ist ein Poster als wissenschaftliche Veröffentlichung bei weitem nicht so viel »wert« wie der Artikel in einer Fachzeitschrift – aber das eine schließt das andere ja nicht aus. Es ist mehr oder weniger gängige Praxis, Zwischenergebnisse in Form eines Posters zu präsentieren und sich auf diesem Weg ein erstes Feedback aus dem Kreise der Fachwelt einzuholen – sozusagen als Zwischenetappe auf dem Weg zum Paper. Für den Doktoranden hat das gleich mehrere Vorteile:

- Sie können erste Erfahrungen auf dem Gebiet des wissenschaftlichen Veröffentlichens machen und
- wertvolle Anregungen von Experten außerhalb Ihrer Abteilung zu Ihren Forschungen und Untersuchungen einholen.
- Indem Sie ein Poster präsentieren, haben Sie bessere Chancen, dass Ihr Doktorvater Sie beim Besuch eines für Sie interessanten wissenschaftlichen Kongresses finanziell unterstützt.
- Sie haben eine Publikation mehr. Das macht sich gerade im Literaturverzeichnis Ihrer Dissertationsschrift gut. Dort werden nämlich gesondert alle Veröffentlichungen aufgeführt, die aus dieser Doktorarbeit hervorgegangen sind. Und ganz banal gesagt gilt hier: Je mehr, desto besser!

6.3 · Warum ein Poster?

Standortanalyse. Postersessions bei wissenschaftlichen Kongressen sind eine unglaublich gute Gelegenheit, aktuelle Entwicklungen in der Forschung aufzuspüren und zu diskutieren. Außerdem bietet sich hier die wunderbare Gelegenheit, persönlich ins Gespräch zu kommen. Sie können wertvolle Kontakte knüpfen – und immer wieder entstehen auf diesem Weg sogar neue Kooperationen, die Ihnen und Ihrer Doktorarbeit vielleicht ganz neuen Drive geben. V. a. sollte man aber die Gelegenheit nutzen, auszutesten, wie gut die eigenen Ergebnisse in der Fachwelt ankommen. Wie viele Leute bleiben an Ihrem Poster stehen? Wie interessiert ist die Fachwelt an dem, was Sie da präsentieren? Und v. a. auch: Was wird hinterfragt, was vielleicht sogar in Frage gestellt?

Geteiltes Leid ist halbes Leid. Gleichzeitig finden sich im Rahmen von Posterausstellungen auch immer wieder Kollegen, die mit gleichen Methoden und in ähnlichen experimentellen Settings arbeiten. Folglich sind sie oft mit ganz ähnlichen Problemen methodischer Art konfrontiert wie Sie. Und hier wird der große Vorteil der tatsächlichen Begegnung auf zwischenmenschlicher Ebene offenbar. In Zeitschriftenartikeln klingt das immer alles so ganz einfach und problemfrei. Kaum jemand wird Ihnen in seinem Nature-Artikel davon berichten, dass er seine Western Blots hundertmal wiederholen musste, bis er endlich das lange gesuchte Protein als Bande auf dem Nitrozellulose-Filter nachweisen konnte. Auf persönlicher Ebene am Posterstand kann aber eben solches diskutiert werden, Problemlösungsstrategien können ausgetauscht werden – und ein Wochenende Kongress erspart Ihnen vielleicht mehrere Wochen vergeblichen Troubleshootings im Labor.

Leitfaden für die Erstellung eines Posters. Sie müssen sich die Postersession bei einem wissenschaftlichen Kongress vorstellen wie einen großen Markt. Die Besucher schlendern an den einzelnen Ständen vorbei, und Sie als Anbieter wollen die Aufmerksamkeit der Vorbeigehenden auf Ihr spezielles Produkt (nämlich Ihr Poster) lenken. Dazu ist erst einmal nötig, dass die Vorbeigehenden stehen bleiben. Wer nicht stehen bleibt, kann sich auch nicht von der Qualität Ihres Produktes überzeugen.

Ein Poster ist geeignet, einen Teil Ihrer Forschungen und Untersuchungen auf knappem Raum in einer Kombination von Textblöcken und Abbildungen prägnant darzustellen. In allererster Linie gilt es, mit dem Poster Aufmerksamkeit zu erregen. Am ehesten erreichen Sie das durch

- einen griffigen, viel versprechenden Titel
- einen knackigen Abstract im Tagungsband und
- eine auffällige, interessante graphische Aufmachung des Posters selbst.

Die Gliederung eines Posters ist in der Regel der eines wissenschaftlichen Artikels entsprechend. Das heißt: Überschrift mit Titel und Autoren sowie Angabe der Klinik, dann Einleitung, Material/Methoden, Ergebnisse, Schlussfolgerungen, Zusammenfassung und Literaturangaben. Auf eine ausführliche Diskussion wird bei Posterbeiträgen meist verzichtet – diese entfaltet sich dann eher im Gespräch mit interessierten Betrachtern.

60 Sekunden. Im Idealfall sollte sich der Betrachter Ihres Posters innerhalb von nur sechzig Sekunden ein komplettes Bild über das machen können, was Sie ihm über Ihre Forschung mitteilen wollen. Damit dies möglich wird, sollte sich das Poster immer auf **einen** einzigen inhaltlichen Aspekt konzentrieren und diesen klar und deutlich herausarbeiten. Auch wenn es Ihnen schwer fällt: Konzentrieren Sie sich auf Weniges! In diesem speziellen Fall gilt tatsächlich: Weniger ist mehr. Nehmen Sie Ihr wichtigstes und interessantestes Forschungsergebnis und stellen Sie dieses knapp und präzise dar.

Aufmachung und Gestaltung. Auch in diesem Zusammenhang sollten Sie an die besagten 60 Sekunden denken. Denn um sich dem Betrachter schnell zu erschließen, darf das Poster weder im Hinblick auf den Text noch auf die graphischen Elemente überladen sein. Und es sollte vom Layout her aus einem Guss sein. Die Zeiten, in denen bei Posterpräsentationen DIN A4 Seiten zusammengestückelt wurden, sind mittlerweile (dank verbesserter Graphik-Programme und günstigerer Druckmöglichkeiten) glücklicherweise vorbei. Meist wird als Format DIN A0 (118,9 cm × 84,1 cm) oder DIN A0 oversize (124,7 cm × 88,2 cm) gewählt. Bezüglich der genauen Vorgaben sollten Sie sich aber in jedem Fall vorher auf der Kongress-Website erkundigen. Nichts ist ärgerlicher als ein prächtiges Poster, das dann aber nicht auf die vorgegebene Stellwand passt. Die am häufigsten benutzten Graphikprogramme zur Erstellung von wissenschaftlichen Postern sind wohl PowerPoint und CorelDraw.

6.3 · Warum ein Poster?

> **⊘ Vorsicht Falle**
>
> Sehr häufig wird der Fehler gemacht, dass eine zu kleine Schriftart gewählt wird. Denken Sie daran, dass im Idealfall mehrere Menschen gleichzeitig um Ihr Poster herum stehen – dadurch erhöht sich aber der Abstand des einzelnen zum Text! Jedes Wort auf dem Poster muss aus einer Entfernung von zwei Metern noch lesbar sein – und nicht nur die Überschriften!

Beim Verfassen der Textblöcke ist v. a. darauf zu achten, dass diese nicht zu umfangreich ausfallen. Jeder Abschnitt sollte durch eine Überschrift leicht erkennbar sein. Es bietet sich darüber hinaus an, Informationen thesenartig zu formulieren, wo immer das möglich ist. Zentrale Aussagen können durch Fettdruck oder auch farbig hervorgehoben werden – das hilft dem Schnellleser, sich besser zurechtzufinden und die wichtigen Informationen schneller zu erfassen.

BILDung. Abbildungen sollten etwa 30–50% eines guten Posters ausmachen. Wie so oft gilt: Ein Bild sagt mehr als tausend Worte – und durch interessante Graphiken ziehen Sie eher die Aufmerksamkeit des Vorbeigehenden auf Ihr Poster als durch einen ewig langen Textblock. Dabei ist jedoch auch wieder zu beachten, dass Abbildungen auf Postern möglichst einfach gestaltet sein sollten, so dass sie sich dem Betrachter schnell erschließen. Und denken Sie beim Beschriften Ihrer Graphiken an die zwei Meter! Bilder (z. B. von Ihrer Unistadt, der Arbeitsgruppe oder auch dem experimentellen Setting) können als »Eye Catcher« eingesetzt werden. Sie lockern die Monotonie von Texten, Tabellen und Graphiken auf und ziehen die Aufmerksamkeit der Betrachter auf sich.

Der Druck. Zu guter Letzt stellt sich die Frage, wo Sie Ihr Poster ausdrucken lassen – und wie. Ein hochwertiger Druck trägt wesentlich zum Erscheinungsbild Ihres Posters bei. Nicht nur, dass Schrift, Bilder und Graphiken besser herauskommen. Darüber hinaus wird Ihr Poster in hochwertiger Ausfertigung auch einfach ernster genommen werden. Bevor Sie das Poster in Druck geben, sollten Sie es im Kleinformat ausdrucken, an Kollegen zur Korrektur geben und um Verbesserungsvorschläge bitten. Posterdrucke sind teuer – und unnötige Tippfehler auf dem bereits gedruckten Poster damit sehr, sehr ärgerlich! Die meisten Universitätsdruckereien bieten recht preisgünstig das Ausdrucken wissenschaftlicher Poster auf Hochglanzpapier an. Die Kosten hierfür werden meist direkt über Ihr Institut bzw. Ihre Klinik abgerechnet. Die meisten Fotopapiere bieten einen guten Oberflächenschutz und sind Wasser abweisend. Sollte dies nicht der Fall sein, sollten Sie das Poster einlaminieren lassen. Dies hat aber den entscheidenden Nachteil, dass das Poster sehr unhandlich wird und sich nur noch unter großen Mühen von A nach B transportieren lässt.

> **Der heiße Tipp**
>
> **Handouts.** Machen Sie ein Handout von Ihrem Poster, indem Sie es einfach auf DIN A4 oder DIN A3 ausdrucken und zum Mitnehmen auslegen. Selbst wenn auf dem Heimweg vom Kongress nur noch ein einziger Blick auf diesen Ausdruck geworfen wird, so haben Sie doch erreicht, dass wieder ein Gedanke mehr an Ihre Arbeit als an die der anderen verschwendet wurde.

6.4 Wow, ein Paper?

■■■ Die wahre Herausforderung

Die eigenen Ergebnisse in einem Paper veröffentlichen zu können, ist sozusagen Krönung monate-, wenn nicht jahrelanger Arbeit in Klinik und Labor. Großes Aufheben wird rund um Artikel, Zeitschriften und Impact-Faktoren gemacht. Und so kommt es, dass die Diskussion um Veröffentlichung und Autorenschaft den Doktoranden mehr schlaflose Nächte kostet als die Arbeit an sich.

Bei Abgabe der Dissertationsschrift befinden sich etwa 60% der Doktoranden in der glücklichen Lage, ihre Ergebnisse in der einen oder anderen Art publiziert zu haben. 30% haben auf einem Kongress ein Poster ausgestellt, etwa gleich viele einen Vortrag gehalten. Doch worauf alle besonders scharf sind, ist das »Paper« – die Veröffentlichung als Artikel in einer internationalen Fachzeitschrift. Ein solcher Artikel sorgt für Anerkennung und einen Eintrag in Pubmed (▶ Kap. 3.3.2). Damit sind die eigenen Ergebnisse und Erkenntnisse plötzlich der weltweiten Wissenschaftsgemeinschaft zugänglich, können zitiert und diskutiert werden. Umfragen zeigen, dass es fast jeder zweite medizinische Doktorand in Deutschland zur Veröffentlichung in Form eines Papers schafft – etwa 40% davon als Erstautor, weitere 40% als Zweitautor.

6.4 · Wow, ein Paper?

»Erstautor«, »Zweitautor«? Zu Beginn eines jeden Artikels werden die Autoren aufgeführt, also alle, die etwas zur Entstehung des Artikels beigetragen haben. Die Reihenfolge, in welcher die Autoren aufgeführt werden, sagt etwas darüber aus, wie groß der Beitrag des einen oder des anderen zu dieser Arbeit war. Den größten Anteil an der Entstehung des Artikels hatte der Erstautor. In aller Regel ist er auch derjenige, der den Artikel geschrieben hat. Der letzte Autor ist meist der Betreuer bzw. der Doktorvater. Somit ergibt sich eine Art »Rangfolge« von innen nach außen. Was zur Folge hat, dass bei den Urhebern oft ein regelrechter »Kampf« um die begehrten Autorenplätze (v. a. Platz eins und zwei) ausbricht. In gewisser Weise ist das ja auch verständlich – man denke nur daran, wie Artikel mit mehreren Autoren zitiert werden: »Mueller et al.«. Dem Erstautor kommt somit ein ungleich höheres Maß an Anerkennung und Öffentlichkeit zu als allen anderen.

Streit um Platz eins. Leider sorgt das Gerangel um die Erstautorschaft immer wieder für Zwist und Streit. Kollegen, die jahrelang friedlich zusammengearbeitet haben, werden plötzlich Feinde und Widersacher, weil jeder gerne der Erstautor wäre. Leider findet sich auch immer wieder die Situation, dass der Doktorand gar keine Chance erhält, Erstautor zu werden, weil nämlich der Betreuer aus Prinzip diesen Platz für sich beansprucht. Das ist v. a. bei jungen Betreuern der Fall, die sich auf dem Weg zur Habilitation befinden und noch ein paar Erstautorschaften nötig haben. Gerade deshalb ist es wichtig, schon vor Antritt die Frage von Veröffentlichung und Autorenschaft anzusprechen – damit man zumindest weiß, worauf man sich einlässt, und damit man nicht mit falschen Erwartungen an die Arbeit herangeht. Folgende Regeln sollten gelten, wenn es darum geht festzulegen, wer wo steht oder auch nicht:

- Erstautor sollte immer derjenige sein, der am meisten zur Entstehung des Papers beigetragen hat.
- »Am meisten« hat hierbei zwei Dimensionen. Erstens eine intellektuelle – von wem kamen die wesentlichen Ideen? Die zweite Dimension ist die rein zeitliche. Wer hat am meisten Zeit und Arbeit in das Projekt gesteckt?
- Derjenige, der am meisten beigetragen hat, sollte das Paper auch schreiben. Dadurch grenzt er sich noch mal zusätzlich von den Mitautoren ab und sichert sich den Anspruch auf Rang »eins«. Ganz abgesehen davon, dass es viel Sinn macht, wenn der schreibt, der am besten Bescheid weiß.

▼

- Wer nichts zu den Ergebnissen beigetragen hat, kommt auch nicht auf die Autorenliste. Ehrenautorschaften sind mehr als unehrenhaft.
- Ebenso kommt niemand auf die Autorenliste, der nicht vorher gefragt wurde. Besprechen Sie mit allen potenziellen Autoren das Paper im Voraus. Vor Veröffentlichung muss jeder einzelne Autor unterschreiben, dass er zur Entstehung des Papers beigetragen hat und mit dessen Inhalten einverstanden ist.

Was die DFG dazu meint. Das Thema »Autorschaft« ist so heikel, dass auch die Deutsche Forschungsgemeinschaft (DFG) sich vor einigen Jahren verpflichtet fühlte, eine Stellungnahme diesbezüglich zu verfassen: »Autorinnen und Autoren wissenschaftlicher Originalveröffentlichungen tragen die Verantwortung für den Inhalt stets gemeinsam. Eine sog. »Ehrenautorschaft« ist ausgeschlossen. [...] Als Autoren einer wissenschaftlichen Originalveröffentlichung sollen alle diejenigen, aber auch nur diejenigen, firmieren, die zur Konzeption der Studien oder Experimente, zur Erarbeitung, Analyse und Interpretation der Daten und zur Formulierung des Manuskripts selbst wesentlich beigetragen und seiner Veröffentlichung zugestimmt haben, d.h. sie verantwortlich mittragen.« (Vorschläge zur Sicherung guter wissenschaftlicher Praxis, Januar 1998).

Erstautor = gute Note? Nicht nur für all diejenigen, die später eine wissenschaftliche Karriere anstreben, bekommen die Fragen rund um Veröffentlichung und Autorschaft eine wichtige Bedeutung. Selbst wer einfach nur darauf

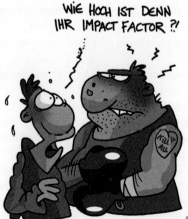

© www.rippenspreizer.com

6.4 · Wow, ein Paper?

bedacht ist, eine gute Note für seine Doktorarbeit zu bekommen, ist an vielen Unis darauf angewiesen, entsprechende Veröffentlichungen seiner Ergebnisse vorweisen zu können. So gilt an der Universität Heidelberg laut Promotionsausschuss das ungeschriebene Gesetz, dass für die Vergabe der Note »cum laude« eine Veröffentlichung notwendig ist. Wer ein »magna cum laude« erreichen will, sollte Erstautor mindestens eines Papers sein. Und wer gar ein »summa cum laude« anpeilt, der muss Erstautor mindestens einer Veröffentlichung in einem wahren »Top-Journal« sein.

Welche Zeitschrift? Und damit stellt sich auch schon die nächste wichtige Frage: »In welcher Zeitschrift wollen wir unsere Ergebnisse publizieren?«. Zunächst geht es darum, eine Auswahl an Journals zu finden, in welchen rein thematisch die eigene Arbeit gut untergebracht wäre. Dabei stellen sich ganz einfache Fragen wie »Eher klinisch oder eher an Grundlagen orientiert?«. In einem nächsten Schritt geht es dann tatsächlich um das Thema an sich. Dabei engt sich das Feld der in Frage kommenden Zeitschriften oft schon ganz kräftig ein. Es gibt nun mal keine 20 Zeitschriften, die sich spezifisch mit Kinderneurologie beschäftigen. Je höherwertig die Ergebnisse sind, desto eher sollte man aber in die thematisch weiter gefassten Journals denken. Ist der Artikel gut, kommt vielleicht nicht nur die Zeitschrift für Kinderneurologie in Frage, sondern eben auch eine Zeitschrift für Pädiatrie oder auf der anderen Seite für Neurologie im Allgemeinen. Je bedeutsamer die Zeitschriften, desto weiter sind sie oft gefasst. Man denke hier etwa an Zeitschriften wie »Nature« und »Science«. Diese sind sog. multidisziplinäre Zeitschriften, die bahnbrechende Ergebnisse aus verschiedensten Fächern und Disziplinen veröffentlichen.

🛈 Für Durchblicker

Journals und Impact-Faktoren. Es gibt eine fast unüberschaubare Anzahl wissenschaftlicher Zeitschriften. Wer einen Blick in die Datenbank des ISI (Institute for Scientific Information) wirft, findet dort mehr als 13000 Journals. Wie soll man da als kleiner Doktorand die Übersicht bewahren? Wie kann man all diese Zeitschriften vergleichen und in ihrer Bedeutsamkeit bewerten? Dafür gibt's den **Impact Factor**.

Dieser ist ein Anhaltspunkt dafür, wie oft Artikel dieser Zeitschrift in den letzten zwei Jahren zitiert wurden. Jährlich wird dies vom ISI neu berechnet und meist im Mai oder Juni für das vorangegangene Jahr veröffentlicht. Für

▼

Wissenschaftler in aller Welt ist der Impact Factor (IF) der zentrale Maßstab für die Bedeutsamkeit der jeweiligen Zeitschrift und wird auf diesem Weg zugleich Maßstab für die Wertigkeit der eigenen Veröffentlichungen. An deutschen Unis spielt der IF eine fast übermächtige Rolle. Von den Impact Faktoren hängt u. a. die Vergabe von Forschungsgeldern und Drittmitteln ab. Wie oft und in welchen Zeitschriften der eigene Name in den Autorenlisten erscheint, kann somit über die Zukunft eines Forschers entscheiden. Trotz seiner Bedeutsamkeit wird immer wieder auf die Schwächen des IF hingewiesen. Dazu gehört, dass in die Berechnung des IF nur Zitate aus den vom ISI ausgewählten Zeitschriften (den sog. »Source Journals«) einfließen. Alle anderen Zeitschriften (die sog. »Cited Journals«) sind auf »fremde Zitate« angewiesen, können also ihren IF nicht dadurch erhöhen, dass sie sich selbst zitieren. Eine weitere Schwäche des IF ist, dass vom ISI fast nur englischsprachige Zeitschriften ausgewertet werden. Darüber hinaus gilt, dass kleine Fachrichtungen und relativ neue Forschungszweige nicht so häufig zitiert werden und folglich trotz womöglich hoch bedeutsamer Artikel zwangsläufig nur recht geringe Impact Faktoren vorweisen können.

Immediacy Index. Neben dem Impact Factor wird manchmal zusätzlich noch der Immediacy Index zur Bewertung wissenschaftlicher Zeitschriften herangezogen. Der Immediacy Index ist ein Maß dafür, wie schnell sich die Inhalte eines Journals in der Welt der Wissenschaft verbreiten. Er bezieht sich nämlich nur auf Zitate, die ein Artikel noch innerhalb des gleichen Jahres erzielen kann. Er kann jedoch kaum mehr als ein bloßer Anhaltspunkt sein. Wöchentlich oder monatlich erscheinende Zeitschriften haben hier einen deutlichen Vorteil gegenüber solchen, die nur viertel- oder halbjährlich erscheinen.

Peer Review. Publizieren, wie läuft das überhaupt? Der Autor wählt eine Zeitschrift aus, von der er denkt, dass seine Ergebnisse eine gute Chance auf Veröffentlichung haben. Dann lädt er sich die Autorenrichtlinien für dieses entsprechende Journal herunter und schreibt den Artikel gezielt für diese eine Zeitschrift. So darf etwa für die Zeitschrift »PNAS« kein Artikel länger als sechs Seiten sein. Das »FASEB Journal« hingegen verlangt für seine »Express Summaries« gleich zwei Artikel – einen in voller Länge, welcher aber nur online publiziert wird, und eine Express-Zusammenfassung, welche maximal drei Seiten lang ist und in der gedruckten Fassung der Zeitschrift erscheint.

6.4 · Wow, ein Paper?

Ist der Artikel geschrieben, schickt der Autor sein Manuskript an den Editor des Journals. Dieser prüft die Qualität der Arbeit und bestimmt Gutachter (Reviewer). Die Gutachter erhalten den Artikel zur Durchsicht und bewerten diesen kritisch (Peer Review; peer (engl.) = prüfend blicken). Sie schicken ihre Anmerkungen zurück zum Editor und dieser entscheidet letztlich, ob das Journal das Skript publizieren will oder nicht.

✓ Checkliste Welche Zeitschrift ist geeignet?

- ✓ Welche Zeitschriften kommen thematisch in Frage?
- ✓ Wie hoch ist das Renommee der Zeitschrift?
- ✓ Wie hoch ist der Impact Factor?
- ✓ Wie stabil war der IF dieser Zeitschrift in den letzten Jahren?
- ✓ Ist eine steigende oder fallende Tendenz zu erkennen?
- ✓ Wie groß sind Auflage und Verbreitungsgrad dieser Zeitschrift?
- ✓ Gibt es eine online-Ausgabe der Zeitschrift?
- ✓ Wie schnell werden Manuskripte publiziert?
- ✓ Wie hoch ist der Immediacy Index?
- ✓ Welche Bedingungen werden von der Zeitschrift gestellt?
- ✓ Mit welchen Kosten wäre eine Veröffentlichung in dieser Zeitschrift verbunden?

Freude und Leid des Publizierens. Veröffentlichen um jeden Preis? Viele Wissenschaftler würden für eine gute Publikation sprichwörtlich alles tun. Klar, ein gutes Paper kann für eine gute Note der Dissertation sorgen, kann die wissenschaftliche Karriere triggern, macht sich gut im Lebenslauf. Aber eine Publikation ist immer auch mit nicht unerheblichem Aufwand verbunden! Ein gutes Paper schreibt sich nicht von allein, und es bleibt nicht bei einer einzigen Fassung, bis es letztlich zum Druck des Artikels kommt. Monate, im schlimmsten Fall sogar Jahre, ziehen ins Land, bis die Sache in trockenen Tüchern ist. Deshalb sollte man sich vorher gut überlegen, ob man bereit ist, die Mühen, die mit dem Verfahren einer Veröffentlichung verbunden sind, einzugehen und durchzustehen.

Selbst schreiben oder schreiben lassen? Jeder hätte gerne eine Veröffentlichung vorzuweisen, doch zugleich würde man sich am liebsten vor den damit verbundenen Mühen drücken. Es ist ja schon nicht leicht, eine Doktorarbeit zu schreiben – wie schwer ist es dann erst, einen Artikel auf Englisch für eine internationale Zeitschrift zu verfassen? In diesem Zusammenhang sei Ihnen aber mal wieder Mut gemacht. Irgendwann ist immer das erste Mal. Und wenn Sie sich trauen und die Herausforderung annehmen, dann haben Sie im Nachhinein umso mehr Grund, stolz zu sein. Außerdem wird Ihnen das Schreiben der Dissertation viel leichter fallen, wenn Sie selbst schon mal alles durchdacht und in Worte gefasst haben. Tabellen und Abbildungen Ihres Artikels können Sie ebenfalls für Ihre Doktorarbeit verwenden. Ganz abgesehen davon sei nochmals darauf hingewiesen, dass derjenige, der selbst den Artikel geschrieben hat, zugleich einen weit höheren Anspruch auf die Erstautorenschaft hat.

Der heiße Tipp

Kumulativ promovieren. In Sachen Veröffentlichung sollte man auch nicht vergessen, dass an manchen deutschen Universitäten die Möglichkeit besteht, kumulativ zu promovieren. Das heißt, dass Doktoranden ihre Veröffentlichungen aneinanderreihen können und sozusagen als »Powerpack« ins Promotionsverfahren einreichen können – ohne eine eigentliche Dissertationsschrift abfassen zu müssen. Je nach Uni werden aber unterschiedlich hohe Anforderungen an die Anzahl der Veröffentlichungen, die Qualität der Zeitschriften und auch an die Autorenschaft gestellt. Als Beispiel seien die Anforderungen der Charité Berlin genannt: drei wissenschaftliche Publikationen in einem international angesehenen Journal muss der Bewerber vorweisen, um eine kumulative Promotion beantragen zu können. Bei mindestens einer dieser Publikationen muss der Doktorand Erstautor sein. Weniger streng sind hingegen die Richtlinien der Medizinischen Hochschule Hannover. Dort reicht es aus, wenn der Bewerber Erstautor eines einzigen Artikels in einem entsprechenden Journal ist. Kein Wunder, dass es in Hannover entsprechend mehr Publikationspromotionen gibt.

Wieder einmal wird deutlich, wie wichtig es ist, sich rechtzeitig die Promotionsordnung der Uni zu besorgen und gründlich zu studieren. So gestatten manche Unis zwar kumulative Promotionen, verlangen aber, dass der Promovend zusätzlich noch eine Einleitung und eine Diskussion ausformuliert.

Kumulative Promotionen sind eine gute Möglichkeit für all diejenigen, die schon kräftig publiziert haben. Dadurch kann man sich eine Menge Zeit und Mühe sparen. Eine solche Promotion aber von Anfang an anzustreben, ist nicht zu empfehlen, denn in den wenigsten Fällen ist von Beginn an abzusehen, ob und, wenn ja, wie viele Publikationen überhaupt im Bereich des Möglichen liegen.

6.4 · Wow, ein Paper?

K. o. in der zweiten Runde. Wer sich auf das »Abenteuer Veröffentlichung« einlässt, sollte wissen, dass die wenigsten Publikationen auf Anhieb von der Zeitschrift angenommen werden. Je hochwertiger das Journal, desto größer die Wahrscheinlichkeit, dass schon der Abstract abgelehnt wird, weil die Ergebnisse als nicht schwerwiegend genug eingestuft werden. Falls Ihr Artikel diesen ersten Schritt übersteht, geht es in das Peer Review Verfahren. Und je nach Zeitschrift kommen bis zu 90% der Artikel »mit Auflagen« an die Autoren zurück. Ergebnisse müssen überarbeitet, Auswertungen und Versuche ergänzt werden. Das kann dann für den Doktoranden oft zur Gewissensfrage werden: Lasse ich die Publikation fallen oder nehme ich die Mühe auf mich und begebe mich in die nächste Runde? Das kann bedeuten, dass man Monate nach Abschluss der Experimente noch mal zurück ins Labor und gegebenenfalls neue Versuche durchführen muss.

Leider kann der Prozess des Veröffentlichens auch nicht beschleunigt werden. Es ist nicht möglich, ein Manuskript mehreren Zeitschriften gleichzeitig anzubieten. Erst wenn ein Journal das Manuskript abgelehnt hat, kann man die Arbeit bei der nächsten Zeitschrift einreichen.

7 Das Finale

7.1 Wie läuft das eigentlich? – 148

7.2 Dr. med. – was nun? – 152

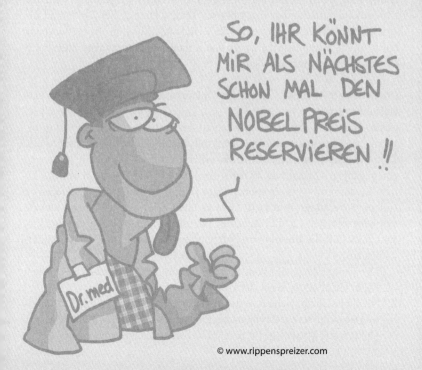

7.1 Wie läuft das eigentlich?

▪▪▪ Das Promotionsverfahren

Selbst wenn Sie Monate im Labor verbracht, geforscht, Daten erhoben und ausgewertet, Artikel veröffentlicht, Kongresse besucht und die Doktorarbeit geschrieben haben – den Titel haben Sie noch nicht. Noch ein paar Monate müssen Sie sich gedulden, denn jetzt kommt erstmal das Promotionsverfahren.

Eigentlich beginnt das Verfahren ja schon damit, dass der Student eine Doktorarbeit antritt und mit der Datenerhebung für seine Dissertation beginnt. Möglichst früh sollte der Doktorvater dann auch den Studenten und die Arbeit im Promotionsbüro anmelden. Das sorgt letztlich v. a. dafür, dass die Universität eine bessere Übersicht über alle laufenden Dissertationen bekommt. Nach der Anmeldung folgen Monate und Jahre der Datenerhebung. Spätestens wenn die Experimente und Studien abgeschlossen sind, sollte sich der Doktorand die »Richtlinien zur Abfassung einer Dissertationsschrift« im Promotionsbüro holen, um die Ergebnisse dann auch von Anfang an in der vorgegebenen Form als Dissertationsschrift abzufassen.

Drucken und Abgeben. Sobald der Doktorvater mit der Doktorarbeit einverstanden ist, kann man seine CD stolz zum Copyshop oder der Druckerei tragen, um das »gute Stück« drucken zu lassen. Dieses reicht man dann inklusive aller geforderten Formblätter vollständig beim Promotionsbüro ein. Damit ist das Promotionsverfahren offiziell eröffnet. Nun läuft alles nach einem gängigen Schema ab. Es dauert in der Regel sechs bis neun Monate, bis man wieder etwas vom Promotionsbüro zu hören bekommt, denn Fragen zu laufenden Verfahren sind meist nicht gestattet. Diese sechs bis neun Monate beinhalten Fristen für die Gutachter, Sitzungstermine für den Promotionsausschuss und die Promotionskonferenz. Im Genauen sieht das folgendermaßen aus:

1. Der Doktorvater wird vom Promotionsbüro um ein Gutachten gebeten. Dafür hat er in der Regel vier Wochen Zeit.
2. Sobald das Erstgutachten vorliegt, wird in der nächsten Sitzung des Promotionsausschusses ein Zweitgutachter festgelegt und berufen. Meist kann der Doktorvater Vorschläge für potenzielle Zweitgutachter einreichen.

▼

7.1 · Wie läuft das eigentlich?

3. Der Zweitgutachter bekommt Dissertationsschrift und Erstgutachten vorgelegt und hat seinerseits wieder vier Wochen Zeit. Falls es länger dauert, wird von Seiten des Promotionsausschusses gemahnt.
4. Zurück zum Promotionsausschuss. Dort wird über die Annahme der Dissertation und die Notenvergabe beschlossen.
5. Anschließend geht die Arbeit zur Promotionskonferenz zur endgültigen Annahme.
6. Nach dem offiziellen Abschluss des schriftlichen Promotionsverfahrens wird man schriftlich benachrichtigt.
7. An vielen Fakultäten wird man dann noch zum Rigorosum bzw. zu einer Disputation einbestellt. An anderen Universitäten ist man unter bestimmten Auflagen (etwa Abschluss der Arbeit innerhalb von zwei Jahren nach der Approbation) von der mündlichen Prüfung befreit.
8. Wenn alle Unterlagen vollständig sind, erhält man eine Urkundenkopie und darf fortan den Titel führen. Die offizielle Urkunde wird meist im Rahmen einer festlichen Feierstunde vergeben.

7.1.1 Die mündliche Prüfung

Wie bereits erwähnt, muss nicht jeder Doktorand eine mündliche Prüfung ablegen. Das ist ganz von der Promotionsordnung der jeweiligen Uni abhängig. Manche Fakultäten verlangen eine mündliche Prüfung nur, wenn zwischen Approbation und Abgabe der Doktorarbeit mehr als zwei Jahre vergangen sind. Andere Unis verlangen in jedem Fall eine mündliche Prüfung. Wie diese allerdings gestaltet ist, liegt wiederum in der Hand der Fakultät.

Rigorosum und Disputation. Man unterscheidet grob zwischen dem Rigorosum auf der einen Seite und der Disputation auf der anderen. Die Bezeichnung **Disputation** kann aus dem lateinischen **disputatio** und **quaestio disputata** und dem mittelhochdeutschen **disputazie** abgeleitet werden. Es ist im akademischen Sinn ein öffentlicher Wortkampf der Gelehrten über ein feststehendes Thema gemeint. In einer Disputation geht es lediglich darum, dass der Promovend die Ergebnisse seiner Arbeit vorstellt und sich den Fragen des Prüfungsausschusses stellt. Alle Fragen sind hierbei aber auf die Dissertation an sich bezogen. Das **Rigorosum** ist aus der lateinischen Bezeichnung **examen rigorosum** (rigor: starr, streng) abzuleiten und steht für eine strenge Prüfung zur

Erlangung eines akademischen Grades. Im Unterschied zur Disputation werden neben dem Thema der Doktorarbeit weitere Fächer geprüft. Es handelt sich hierbei meist um eine Prüfung in drei Fächern. Das Hauptfach ist das Fach, in dem Sie Ihre Dissertation geschrieben haben. Der Prüfer ist Ihr Doktorvater. Die zwei anderen Fächer und Prüfer werden hingegen offiziell vom Dekan festgelegt. In der Regel werden die Prüflinge aber um Vorschläge (sowohl für das Fach als auch für die Prüfer) gebeten.

Inhalte. Anders als im Staatsexamen geht es im Rigorosum weniger um das Abfragen von Fachwissen, sondern vielmehr um die Überprüfung wissenschaftlichen Denkens. Suchen Sie im Voraus auf jeden Fall das Gespräch mit Ihren Prüfern. Meist kann man sich auf ein relativ kleines Fachgebiet einigen, über welches man sich gerne unterhalten möchte. Darüber hinaus sollte man sich vorbereitend ein wenig in die Forschungsgebiete der Prüfer einlesen und deren aktuellste Veröffentlichungen zumindest überfliegen.

Notenvergabe. Es gibt keine einheitliche Regelung, wie im Falle einer mündlichen Prüfung die Gesamtnote berechnet wird. Auch diesbezüglich belesen Sie sich am besten in den Promotionsrichtlinien Ihrer Fakultät. An vielen Unis muss die mündliche Prüfung nämlich nur bestanden werden – die Note wird hier allein durch die schriftliche Arbeit bestimmt. An anderen Unis fließt die Note der mündlichen Prüfung im Verhältnis 1:2 oder 1:3 in die Gesamtnote ein.

> **◉ Vorsicht Falle**
>
> Falls Sie eine Disputation oder ein Rigorosum ablegen müssen, dann steht zum Zeitpunkt dieser Prüfung die Note für Ihre Dissertationsschrift bereits fest. Die Prüfer kennen diese Note und werden sich in der mündlichen Prüfung weitgehend daran orientieren. Trotzdem sollten Sie die Prüfung nicht ganz auf die leichte Schulter nehmen! Schon mancher Doktorand hat sich innerhalb dieser 30 Minuten um Kopf und Kragen geredet und sich die gute Note seiner Dissertation (und damit die Früchte seiner jahrelangen Arbeit) vermasselt.

7.1.2 Benotung der Doktorarbeit

Die Gesamtbewertung der Promotionsleistung erfolgt nach wie vor in Form des traditionellen lateinischen Notensystems mit den Noten rite, cum laude, magna cum laude und summa cum laude.

Rite (befriedigend) wird v. a. für Arbeiten vergeben, die über die bloße »Fleißarbeit« nicht sonderlich weit hinausgehen. Das sind etwa retrospektive klinische Studien ohne wesentliche neue Aspekte oder auch theoretische Arbeiten von weitgehend deskriptivem Charakter. Im experimentellen Bereich bekommen Arbeiten, die unter Anleitung und mit bereits etablierten Methoden durchgeführt wurden, diese Note.

Cum laude (gut) ist wohl die am häufigsten vergebene Note für medizinische Doktorarbeiten. Sie verlangt eine deutlich erkennbare Eigenleistung des Doktoranden. Bei retrospektiven Studien kann diese in der Heraushebung neuer Aspekte, bei experimentellen Studien in der Einbeziehung bereits etablierter, aber schwieriger Methoden bestehen.

Magna cum laude (sehr gut) In der Regel wird für die Vergabe dieser Note bereits eine Veröffentlichung in einer anerkannten wissenschaftlichen Zeitschrift vorausgesetzt. Diese Note ist aufwendigen, intellektuell anspruchsvollen und wissenschaftlich überzeugenden Arbeiten vorbehalten. Sie kommt in Frage für prospektive klinische Studien, deren Planung und Erarbeitung weitgehend durch den Doktoranden selbst erfolgte, für experimentelle Arbeiten, in welchen der Doktorand bestehende, schwierige Methoden modifiziert oder gar selbst neue Methoden erarbeitet hat. Theoretische Arbeiten können mit »magna« bewertet werden, wenn der Promovend in seiner Arbeit zu einer überzeugend begründeten, neuen wissenschaftlichen Erkenntnis gelangt.

Summa cum laude (ausgezeichnet) ist Arbeiten vorbehalten, die zu bedeutenden wissenschaftlichen Erkenntnissen geführt haben. Die Veröffentlichung der Ergebnisse in einer hoch angesehenen wissenschaftlichen Zeitschrift mit dem Doktoranden als Erstautor ist hierfür unabdingbar.

Für Durchblicker

Benotungskriterien
- Fähigkeit des Doktoranden zum wissenschaftlichen Arbeiten
- Fähigkeit des Doktoranden, eigene und neue Gedanken zu entwickeln
- Art und Genauigkeit der Datengewinnung und Datenauswertung
- Wissenschaftliche Ehrlichkeit
- Persönliches Engagement bei der Durchführung der Arbeit
- Aufbau der Dissertationsschrift, Länge und Proportionierung der einzelnen Abschnitte
- Bedeutsamkeit der erhobenen Ergebnisse
- Umgang mit wissenschaftlicher Literatur
- Stil und Ausdruck der Dissertationsschrift

7.2 Dr. med. – was nun?

Das Leben mit dem Titel

Herzlichen Glückwunsch! Sie haben es geschafft und dürfen sich fortan »Dr. med.« nennen. Die meisten unter Ihnen werden zu diesem Zeitpunkt erst mal die Nase voll haben. Nach Vergabe der Promotionsurkunden legt die überwiegende Anzahl der Mediziner die Dissertation in den Schrank und stempelt das Ganze als einmaligen und schmerzlichen Ausflug in die Welt der Wissenschaft ab.

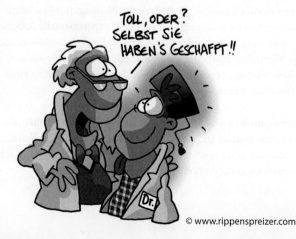

© www.rippenspreizer.com

7.2 · Dr. med. – was nun?

Einen Moment, bitte! Sollten Sie aber eine herausragend gute Arbeit abgelegt haben, d. h. falls Ihre Dissertation mit der Note »summa cum laude« bewertet wurde, dann sollten Sie noch einen Moment warten, bevor Sie das Ganze dem Staub Ihres Bücherregals überlassen. Suchen Sie stattdessen das Gespräch mit Ihrem Doktorvater und erörtern Sie die Frage, ob man die Arbeit nicht womöglich in einen Wettbewerb oder für einen Preis einreichen könnte. Solche Preise sind nicht nur finanziell häufig recht attraktiv, sondern machen sich (v. a. natürlich bei geplanter Uni-Karriere) auch ganz vorzüglich in jedem Lebenslauf.

Her mit dem Preis. Eine Übersicht über alle in Deutschland zu vergebenden Preise ist nur schwerlich zu bekommen. Es gibt vom Medikon-Verlag ein Buch »Preise, Wettbewerbe und Stipendien in der Medizin«, welches aber im Jahr 1993 zum letzten Mal aufgelegt wurde und somit nicht gerade durch Aktualität besticht. Ganz abgesehen davon, dass es im Buchhandel gar nicht mehr erhältlich ist und somit mit Glück allenfalls auf dem einen oder anderen Bücherflohmarkt gefunden werden kann. Aktueller, dafür aber nicht gezielt auf Mediziner zugeschnitten, ist das »Handbuch der Wissenschaftspreise« vom Alpha-Verlag. Dieses wurde letztmals 2003 aufgelegt und ist mit 13,60 Euro sicherlich eine lohnenswerte Investition. Gänzlich kostenlos hingegen ist die Webpage ▶ www.preise-stipendien.de, auf welcher man mit Hilfe einer Suchmaschine gezielt für einzelne Fachgebiete nach Preisen und Stipendien innerhalb von Medizin und Pharmazie suchen kann.

Patentfähig? Neben interessanten Erkenntnissen bringen medizinische Dissertationen ab und an auch neue Ideen und Entwicklungen hervor, die sich im Sinne einer Erfindung als patentfähig erweisen. Daran verschwendet der Durchschnitts-Doktorand so gut wie nie einen Gedanken – dabei kann es sich durchaus lohnen, ein entsprechendes Verfahren in die Gänge zu leiten.

😊 Für Durchblicker

Patente. Was ist eine patentfähige Erfindung? Erfindungen sind dann patentfähig, wenn sie
1. neu sind und
2. auf einem »erfinderischen Schritt beruhen«, somit per definitionem über dem Kenntnisstand eines Fachkundigen liegen und
3. gewerblich anwendbar sind.

▼

Sich informieren kostet nichts! Beim Deutschen Patent- und Markenamt in München kann man kostenlos Infomaterial anfordern. Hilfreich ist auch die Website ▶ www.dpma.de.

Das DPMA gewährt in finanziellen Notlagen auch Verfahrenskostenhilfe, denn so ein Patentverfahren ist nicht kostenlos.

Die Fraunhofer-Patentstelle für die Deutsche Forschung in München ist darauf spezialisiert, dem Erfinder die Prüfung und Anmeldung beim Patentamt abzunehmen und zugleich die wirtschaftliche Auswertung zu verfolgen. Dafür erhält das Institut einen prozentualen Anteil am Gewinn. Falls der finanzielle Erfolg ausbleibt, entstehen dem Erfinder keine Kosten:
▶ www.pst.fhg.de

Das kann Ihnen keiner nehmen. Wenn Sie die Dissertationsurkunde erst mal in den Händen halten, dann kann Ihnen der Titel auch niemand mehr wegnehmen. Das ist nur in ganz seltenen Ausnahmefällen möglich – etwa wenn sich im Nachhinein herausstellen sollte, dass Sie sich bei der Erstellung der Dissertation unlauterer Methoden bedient oder schwer getäuscht haben. Entziehen kann den Titel nur die Institution, die Ihnen den Titel auch verliehen hat: die Promotionskonferenz Ihrer Universität. Doch so weit wird es hoffentlich nicht kommen. Deshalb an dieser Stelle noch mal »Herzlichen Glückwunsch!«. Genießen Sie dieses Hochgefühl! Sie können stolz auf das sein, was Sie in den vergangenen Monaten und Jahren geleistet haben. Dies ist Ihr ganz persönlicher Beitrag zum fortschreitenden Erkenntnisgewinn der modernen Medizin. Ich wünsche Ihnen von Herzen alles Gute für Ihren weiteren Lebensweg, lieber Dr. med.!

A Anhang

A1 Synonyme: abwechlungsreich schreiben – 156

A2 Webtipps: Surfen für die Promotion – 158

A3 Impact Factor-Übersicht – 161

A4 Sachverzeichnis – 167

A1 Synonyme: abwechslungsreich schreiben

Beim Schreiben wissenschaftlicher Texte gehen einem des Öfteren mal die Worte aus. Die Synonymliste von A-Z hilft Ihnen, Abwechslung in Ihren Text zu bringen.

Stichwort A-Z	Synonyme
angeben	anzeigen, anführen, aussagen, berichten, mitteilen, erwähnen, nennen
annehmen	vorgeben, unterstellen, mutmaßen, spekulieren, vermuten
aufweisen	aufzeigen, demonstrieren, offenbaren, präsentieren, zeigen
Befund	Diagnose, Ergebnis, Endergebnis, Feststellung, Nachweis, Resultat
beobachten	achten auf, bedenken, beleuchten, berücksichtigen, erkennen, kontrollieren, studieren, überwachen, untersuchen, verfolgen, feststellen
Beobachtung	Betrachtung, Untersuchung, Analyse
berechnen	bestimmen, bemessen, ermitteln, errechnen, kalkulieren
Bereich	Areal, Domäne, Feld, Sektor, Gebiet, Rahmen, Umfang, Ausdehnung
Bericht	Abhandlung, Ausführung, Darstellung, Dokumentation, Report, Veröffentlichung
bestätigen	bekräftigen, bescheinigen, beweisen, erhärten, versichern
Bestimmung	Untersuchung, Ermittlung, Erhebung
bestimmen	untersuchen, erheben, messen, ermitteln, eruieren
betonen	feststellen, herausheben, unterstreichen, hervorheben
Betrag	Menge, Summe
beurteilen	abschätzen, abwägen, einschätzen, bewerten, einordnen, begutachten
Beweis	Beleg, Demonstration
beweisen	aufzeigen, belegen, begründen, erweisen, Beweis erbringen, zeigen, untermauern, nachweisen, Beweis liefern
beziehen auf	zusammenhängen mit, Bezug haben auf
darstellen	erläutern, wiedergeben, abbilden, zeigen
diskutieren	erörtern, erläutern, abhandeln, darlegen, besprechen, auseinandersetzen, behandeln
Einfluss	Auswirkung, Effekt

A1 · Synonyme: abwechslungsreich schreiben

Stichwort A-Z	Synonyme
Erfolg	Durchbruch, Resultat, Ergebnis, Wirkung, Gelingen
erfolgen	durchgeführt werden, eintreten, stattfinden, geschehen, ausfallen, sich abspielen, zustande kommen
erforderlich	notwendig, unabdingbar, nötig, geboten, unerlässlich, vorgeschrieben, unumgänglich
erforschen	ergründen, erkunden, nachgehen, prüfen, untersuchen
Ergebnis	Resultat, Ausgang, Effekt, Erfolg, Fazit, Ausgang, Ausbeute, Befund
erkennen	auffassen, begreifen, deuten, erfassen, feststellen, identifizieren, verstehen, wahrnehmen, bemerken, herausfinden, durchschauen, zu der Erkenntnis kommen
erklären	erläutern, erörtern, vertiefen, auslegen, darlegen, beleuchten, interpretieren, kommentieren, verdeutlichen, darstellen, verständlich machen, begreiflich machen, erhellen
erniedrigt	verringert, vermindert, reduziert, niedrig, klein, gering
Experiment	Versuch, Untersuchung, Test
finden	entdecken, feststellen, erkennen, auffinden, aufspüren, stoßen auf, ans Licht bringen, zutage bringen
gesteigert	erhöht, vermehrt
interpretieren	erklären, erläutern, deuten
Karzinom	Geschwulst, Krebs, Malignom, Tumor
klären	aufdecken, klarstellen, richtig stellen, absichern
messen	erheben, ermitteln, bestimmen
Methode	Technik, Verfahren, Vorgehen, Art, Arbeitsweise, Analyse
methodisch	bedacht, konsequent, planmäßig, systematisch
Nachweis	Beleg, Bestätigung, Erweis
nachweisbar	nachweislich, ersichtlich, stichhaltig, verifizierbar
nachweisen	den Nachweis erbringen, aufzeigen, belegen zeigen, den Beweis erbringen
Patienten	Untersuchte, Untersuchungsgruppe, Verumgruppe, Kranke
Probanden	Studienteilnehmer, Testgruppe, Versuchspersonen
Rate	Anteil, Betrag
resultieren	ergeben, führen zu, münden in
richtig	korrekt, stimmig, zutreffend

Stichwort A-Z	Synonyme
siehe	vergleiche
Studie	Untersuchung, Arbeit, Artikel
unterscheiden	abweichen, differenzieren, abheben, gegeneinander abgrenzen
Unterschied	Abweichung, Differenz, Diskrepanz
untersuchen	ermitteln, erheben, erforschen, erörtern, prüfen, überprüfen, bearbeiten, beschreiben, verfolgen, analysieren, beobachten
Untersuchung	Analyse, Experiment, Kontrolle, Betrachtung
Ursache	Anlass, Motiv, Antrieb, Grund
Verfahren	Arbeitsweise, Experiment, Methode, Technik, Procedere
vergleichen	gegenüberstellen, nebeneinander stellen
Versuche	Experimente, Erhebungen, Analysen, Studien
verwenden	benutzen, anwenden, einsetzen, gebrauchen
widersprechen	bestreiten, entgegenhalten, verneinen
Wirkung	Auswirkung, Effekt, Konsequenz, Reaktion, Resultat, Folge
zeigen	erweisen, aufweisen, vorliegen, darlegen, beschreiben, demonstrieren, darstellen, sich ergeben, ausfallen

A2   Webtipps: Surfen für die Promotion

Gute Zeitschriften

► www.aerzteblatt.de
Deutsches Ärzteblatt. Organ der BÄK. Wichtigstes deutschsprachiges Medium für Mediziner. Mit Jobbörse.

► www.nejm.org
New England Journal of Medicine

► www.bmj.com
British Medical Journal

► www.thelancet.com
Lancet

► www.nature.com
Nature

► www.science.com
Science

A2 · Webtipps: Surfen für die Promotion

Literaturrecherche

▶ www.pubmed.org
Pubmed. The one and only.

▶ www.zbmed.de
Deutsche Zentralbibliothek für Medizin. Interessant vor allem wegen des exzellenten Dokumenten-Lieferservice.

▶ www.dimdi.de
Deutsches Institut für Medizinische Dokumentation und Information (DIMDI). Meta-Datenbank über mehr als 80 Datenbanken, nur teilweise kostenlos. Interessant: Das »Download-Center« – hier kann man sich unter anderem den kompletten ICD-10 runterladen. Darüber hinaus viele wertvolle Links, z.B. zu tollen Film- und Bildarchiven.

▶ www.medpilot.de
Medpilot. Virtuelle Fachbibliothek Medizin, Metadatenbank. So einfach können Meta-Recherchen sein! Beeindruckend benutzerfreundliche Oberfläche.

▶ www.cancerlit.com
Cancerlit. Alle Informationen zum Thema »Krebserkrankungen«. Hat vor allem Portal-Funktion und verlinkt zu zahlreichen weiteren Datenbanken und Internet-Seiten. Besonders hilfreich bei der Suche nach Übersichtsarbeiten. Umfassende Link-Listen.

▶ www.embase.com
Embase. Bekannte pharmazeutische und biomedizinische Datenbank, registrierungspflichtig. Einfach nachfragen, ob die Uni oder das Institut Zugang zu dieser Datenbank hat. Falls ja, kann man sich den so genannten »Registration Key« geben lassen und »embase.com« dann auch von zu Hause aus nutzen.

Register klinischer Studien

▶ www.cochrane.de
Deutsches Cochrane Zentrum. Einstieg in die Datenbank von *The Cochrane Database of Systematic Reviews* über »Cochrane Library«, dann ist die Suche möglich. Reviews sind nach den Kriterien der Evidence Based Medicine (EBM) aufbereitet. Der Zugang ist von einigen Ländern aus kostenfrei (z.B. England, Schweden, Australien). Zur Zeit leider kein kostenfreier Zugriff von Deutschland aus (Ausnahme: Uni Freiburg). Ansonsten sehr teuer (z.B.: »pay per view« für 24 h: ca. 20 Euro) Allerdings ist der Zugriff auf die Abstracts der Cochrane-Reviews kostenlos und die sind extrem wertvoll, sehr präzise und beinhalten alle wichtigen Informationen.

▶ www.controlled-trials.com
ISRCTN. Gut sortiertes International Standard Randomized Controlled Trial Number Register plus Metaregister, leicht zu bedienen. Kostenlos.

Register klinischer Studien (Forts.)

▶ www.centerwatch.com
Clinical Trials Listing Service. US-amerikanisches Register klinischer Studien. Auch für Patienten, die Studienteilnahme wünschen. Derzeit Zugriff auf mehr als 40.000 aktuelle Studien (darunter solche, die von National Institute of Health (NIH) gefördert werden, aber auch industriell finanzierte).

Sonstiges

▶ www.isinet.com
Science Citation Index. Der Impact Factor im Web. Alle medizinisch-naturwissenschaftlich relevanten Veröffentlichungen auf einen Blick.

▶ www.leo.org
LEO. Wunderbares, großes deutsch-englisches Wörterbuch. Unbedingt als Favorit abspeichern.

▶ www.uptodate.com
Uptodate. Meiner Meinung nach das beste evidenzbasierte Online-Nachschlagewerk für Mediziner weltweit. Sollte eigentlich von jeder Uni abonniert und kostenlos zugänglich sein – in Deutschland aber leider nur selten der Fall. In der individuellen Nutzung teuer (für Studenten und Assistenzärzte 195 Dollar pro Jahr) – aber das ist es wert! So gut wie 50 gute Fachbücher auf einmal.

▶ www.dpma.de
Deutsches Patent- und Markenamt (s. Kap. 7).

▶ www.pst.fhg.de
Fraunhofer Patentstelle für die Deutsche Forschung
(s. Kap. 7).

▶ www.preise-stipendien.de
Preise und Stipendien. Sehr gute Übersicht über Preise und Stipendien in der Medizin und Pharmazie.

▶ www.stiftungsindex.de
Bundesverband deutscher Stiftungen. Verzeichnis von Stiftungen aller Art vom Bundesverband Deutscher Stiftungen.

▶ www.thesis.de
Interdisziplinäres Netzwerk für Promovierende und Promovierte. Für den wissenschaftlichen Nachwuchs, mit eher geisteswissenschaftlichem Schwerpunkt.

▶ www.doktoranden-netz.de
Doktoranden im Netz. Online-Community für Doktoranden. Hilfe von Doktoranden für Doktoranden.

Sonstiges (Forts.)

► www.biotech-europe.de
Laborjournal. Das bekannte, kostenlose Magazin für den (biomedizinischen) Laboralltag. Unbedingt anschauen: Tipps und Tricks für die Laborbank.

► www.rippenspreizer.de
Rippenspreizer. Die besten Mediziner-Comics im Netz und außerhalb.

A3 Impact Factor-Übersicht

Daten von der Website ► www.isinet.com. Die Zahlen sind pro Rubrik in absteigender IF-Höhe gelistet.

1 Fachzeitschriften Medizin				
Disziplin / Zeitschrift	IF 2004	IF 2003	IF 2002	IF 1992
Allgemeine, klinische & experimentelle Medizin				
New Engl J Med	38,57	34,83	31,74	24,46
Nat Med	31,22	30,55	28,74	n.e.*
JAMA-J Am Med Ass	24,83	21,45	16,59	5,56
Lancet	21,71	18,32	15,40	15,94
J Clin Invest	14,20	14,30	14,05	8,39
Ann Intern Med	13,11	12,43	11,41	10,22
Immunologie				
Nat Immunol	27,59	28,18	27,87	n.e.*
Immunity	15,45	16,02	17,47	n.e.*
J Exp Med	14,59	15,30	15,84	12,27
J Allergy Clin Immunol	7,21	6,83	6,28	4,13
J Immunol	6,49	6,70	7,01	6,72
Eur J Immunol	5,01	4,54	4,83	4,93

1 Fachzeitschriften Medizin (Forts.)

Disziplin / Zeitschrift	IF 2004	IF 2003	IF 2002	IF 1992
Onkologie				
J Natl Cancer I	13,86	13,84	14,5	7,35
J Clin Oncol	9,84	10,86	9,87	6,14
Cancer Res	7,69	8,65	8,32	5,16
Oncogene	6,32	6,50	5,98	6,63
Gastroenterologie & Hepatologie				
Gastroenterology	13,09	12,72	13,44	5,92
Hepatology	10,42	9,50	9,83	4,07
Gut	6,60	5,88	6,32	2,99
J Hepatol	4,82	5,28	4,97	2,50
Herz-Kreislauf				
Circulation	12,56	11,16	10,26	8,51
Circ Res	9,97	10,12	9,69	5,11
J Am Coll Cardiol	9,13	7,60	6,28	5,90
Arterioscl Thromb Vas	7,43	6,79	6,35	n.e.*
Hämatologie				
Blood	9,78	10,12	9,63	8,06
Leukemia	5,81	5,12	4,69	2,48
J Leukocyte Biol	4,22	4,18	4,13	3,08
Endokrinologie & Stoffwechsel				
Diabetes	8,85	8,30	8,26	5,86
Mol Endocrinol	5,87	5,71	6,62	7,32
J Clin Endocr Metab	5,78	5,87	5,20	4,04
Diabetologia	5,58	5,69	5,14	5,26
J Bone Mineral Res	5,44	6,23	6,33	4,76
Neurologie				
Brain	8,20	7,97	7,12	3,59
Ann Neurol	8,10	7,12	8,60	6,32
Neurology	5,97	5,68	5,34	4,36

A3 · Impact Factor-Übersicht

1 Fachzeitschriften Medizin (Forts.)

Disziplin / Zeitschrift	IF 2004	IF 2003	IF 2002	IF 1992
Neurologie				
Stroke	5,75	5,23	5,18	3,51
J Cereb Blood F Met	5,67	5,37	5,30	4,87
J Neuropath Exp Neurol	5,04	5,01	4,96	4,90
Neuroimage	4,87	6,19	5,62	n.e.*
Nephrologie				
J Am Soc Nephrol	6,64	7,50	6,40	7,43
Kidney Intern	4,79	5,30	5,02	4,45
Pathologie				
Am J Pathol	6,44	6,95	6,75	5,66
J Pathol	5,33	4,93	4,56	4,07
Brain Pathol	3,96	3,84	5,65	n.e.*
Infektionskrankheiten				
Antiviral Ther	6,04	5,93	6,57	n.e.*
AIDS	5,89	5,52	5,98	6,09
Emerg Infect Dis	5,64	5,34	4,76	n.e.*
Clin Infect Dis	5,59	5,39	4,75	n.e.*
J Infect Dis	4,94	4,48	4,86	5,50
Antimicrob Agents Ch	4,22	4,25	4,22	2,95
Pharmakologie				
Clin Pharmacol Ther	6,83	6,14	5,34	2,96
Pharmacogenetics	6,41	5,85	5,54	n.e.*
Mol Pharmacol	5,08	5,65	5,48	5,39
Physiologie				
J Gen Physiol	5,11	5,12	5,19	4,52
J Physiol	4,35	4,35	4,65	4,84
Am J Physiol-Renal	4,35	4,34	5,04	n.e.*

1 Fachzeitschriften Medizin (Forts.)

Disziplin / Zeitschrift	IF 2004	IF 2003	IF 2002	IF 1992
Sonstige				
Am J Physiol-Renal	4,35	4,34	5,04	n.e.*
Arthritis Rheum	7,41	7,19	7,38	5,59
Hypertension	5,34	5,63	5,01	4,54
J Invest Dermatol	4,24	4,14	3,75	3,69
Invest Ophth Vis Sci	3,58	4,15	4,09	3,64

* n.e.: nicht erhoben

2 Fachzeitschriften Life Science

Disziplin/Zeitschrift	IF 2004	IF 2003	IF 2002	IF 1992
Multidisziplinär				
Nature	32,18	30,98	30,43	22,14
Science	31,85	29,16	26,68	20,87
PNAS	10,45	10,27	10,70	10,48
Zellbiologie				
Cell	28,39	26,63	26,63	29,22
Nat Cell Biol	20,65	20,27	20,27	14,74
Mol Cell	16,81	16,84	16,84	16,61
J Cell Biol	11,60	12,02	12,02	12,92
Mol Cell Biol	7,82	8,14	8,84	8,29
J Cell Sci	6,91	7,25	6,95	3,59
Genetik & Humangenetik				
Nature Genet	24,70	26,49	26,71	n.e.*
Am J Hum Genet	12,34	11,60	10,65	9,08
Genome Res	10,38	9,64	9,86	n.e.*
Hum Mol Genet	7,80	8,60	8,73	n.e.*
J Med Genet	4,11	6,37	7,77	2,14

2 Fachzeitschriften Life Science (Forts.)

Disziplin/Zeitschrift	IF 2004	IF 2003	IF 2002	IF 1992
Entwicklungsbiologie				
Gene Dev	16,39	17,01	18,77	14,27
Dev Cell	15,43	14,81	11,53	n.e.*
Development	7,15	7,66	7,88	6,46
Dev Biol	5,43	5,35	5,19	3,78
Neurowissenschaften (siehe auch Neurologie)				
Nat Neurosci	16,98	15,14	14,86	n.e.*
Neuron	14,44	14,11	13,85	15,59
J Neurosci	7,91	8,31	8,05	7,16
Behav Brain Sci	7,13	10,63	8,73	0,30
Neurobiol Aging	5,52	5,55	6,16	3,53
Cereb Cortex	5,32	5,63	6,19	n.e.*
Biochemie und Molekularbiologie				
Nat Struct Biol	12,00	11,78	10,7	12,63
EMBO J	10,49	10,46	10,24	n.e.*
EMBO Rep	7,57	7,39	7,70	n.e.*
FASEB J	6,82	7,17	7,25	18,21
J Biol Chem	6,36	6,48	6,70	6,73
RNA	5,84	4,43	5,10	n.e.*
J Mol Biol	5,54	5,24	5,36	5,25
Structure	5,19	5,99	6,03	n.e.*
Pflanzenwissenschaften				
Plant Cell	11,30	10,68	10,75	6,34
Plant J	6,37	5,91	5,85	4,51
Plant Phys	5,88	5,63	5,80	2,93

2 Fachzeitschriften Life Science (Forts.)

Disziplin/Zeitschrift	IF 2004	IF 2003	IF 2002	IF 1992
Evolution und Systematik				
Syst Biol	10,26	7,74	7,11	n.e.*
Mol Biol Evol	6,36	6,05	5,27	3,74
Cladistics	4,41	3,50	3,06	3,45
Evolution	3,72	3,83	3,52	2,81
Evol Dev	2,73	3,25	3,59	n.e.*
Mikrobiologie				
Mol Microbiol	5,96	5,56	5,83	4,43
Cell Microbiol	6,10	5,34	4,90	n.e.*
J Bacteriol	4,15	4,18	3,96	3,70
Environ Microbiol	4,00	3,70	3,65	n.e.*
Appl Environ Microb	3,81	3,82	3,69	2,80
Virologie				
J Virol	5,40	5,23	5,24	5,70
J Gen Virol	3,22	3,04	3,30	3,30
Virology	3,07	3,39	3,36	4,41
Ökologie				
Mol Ecol	4,38	3,87	3,01	n.e.*
Ecology	4,10	3,70	3,92	2,63
Zoologie				
J Anim Ecol	3,34	2,84	2,91	2,03
Behav Ecol	2,19	2,47	2,45	n.e.*
Anim Behav	2,09	2,56	2,42	1,57
Sonstige				
Nat Biotechnol	22,36	17,72	12,82	n.e.*
Curr Biol	11,90	11,91	7,01	n.e.*
Biophys J	4,59	4,46	4,64	4,95

* n.e.: nicht erhoben

Sachverzeichnis

Die mit (A) vor der Seitenzahl gekennzeichneten Stichwörter beziehen sich auf den Anhang.

A

Abbildung (▶ auch Grafik) 103, 114
- Poster 137

Ablagesystem 37, 38
Abstract 53, 58, 59, 133, 145
Ankündigung, offizielle 70
Approbationsordnung, neue 81
Arbeiten
- experimentelles 13, 14
- klinisches 13, 15
- - mit Patientenkontakt 18
- laborexperimentelles 18
- organisiertes 36
- statistisches 18
- theoretisches 133 17
- tierexperimentelles 18

Arbeitsaufwand 31, 77
Arbeitsgruppe 31, 66, 88
- Meeting 72

Autorenrichtlinien 142
Autorschaft 140

B

Bafög-Richtlinien 45
Begabtenförderungswerk 43

Benotung 151
- Kriterien 152

Beratung, statistische 37
Betreuer 21, 23
- erfahrener 26
- regelmäßige Treffen 40, 73
- Universitätswechsel 75

Betreuung, schlechte 71, 74
Betreuungsbedarf 14
Betriebsarzt 68
Bewerbung, schriftliche 33
Bibliographie-Programm 120
Bibliothek 56
Bildformat
- GIF 103
- JPEG 103
- TIFF 103

Biomathematiker 15, 36
Biostatistiker 34
Blindtext 100
Brainstorming 12
Bürokratie 67

C

Checkliste
- Betreuung 72
- Brainstorming 12

Checkliste
- Diskussion 118
- Doktorvater 28
- Einleitung 109
- Entscheidung 34
- Ergebnisse 115
- Erstgespräch 28
- guter Start 71
- Korrektur 124
- Lebenslauf 123
- Lesen eines Artikels 59
- Literatur für die Diskussion 116
- Methoden 111
- Promotionsordner 38
- prospektive klinische Studie 17
- Tempus 91
- Themensuche 23
- Zeitfresser 83

Chemikalien 110
Cited Journal 142
Cochrane Collaboration/Library 55
CorelDraw 136

D

Danksagung 27, 124
Dateinamen 38, 39
Datenauswertung 78
Datenerhebung 9, 112, 148
- Ortswechsel 76

Datensicherung 106
Datenspeicherung, automatische 106
Datenverwaltung 38
Deutsche Forschungsgemeinschaft (DFG) 41, 140
Deutsche Zentralbibliothek für Medizin 54
Diskette 106
Diskussion 90, 115
- Checkliste 118
- Gliederung 117
- Literatur 116

Disputation 148
Dissertation, medizinische
(▶ auch Doktorarbeit, medizinische, Promotion)
- Abschluss 10
- Erfahrungen Promovierender 3
- Gliederung 89
- im Ausland 25
- Sprache 90
- Stellenwert 2

Doktoranden-Seminar 73
Doktorarbeit, medizinische
- Benotung 151
- bezahlte 42
- Typologie 13

Doktortitel 2
Doktorvater 22, 23, 66, 72
- Bekanntheitsgrad 25
- bürokratische Voraussetzungen 24
- Checkliste 28
- Erstgespräch 28
- Ortswechsel 32
- Privatdozent 25
- Professor 25
- Publikationsverzeichnis 27
- regelmäßige Treffen 73

Dokumenten-Lieferdienst, elektronischer 56
Drittmittel 41

E

Ehrenautorschaft 140
Eindruck, erster 67
Einführung, infrastrukturelle 67
Einleitung 107
- Checkliste 109
- historische 108
EndNote® 120
Engramm 60, 61
Ergebnis
- statistisch signifikantes 37
- wissenschaftliches 4
- - Interpretation 4
- - Verständnis 4
Ergebnisteil 90
- Checkliste 115
- Umfang 112
Erstautor 31, 139, 140, 144
Erstbegutachtung 77
Erstgespräch 29
- Checkliste 28
- persönlicher Fragenkatalog 30
Ethik-Kommission 16, 17, 68
European Student's Conference 132
Evidence-based Medicine 5, 55
Experiment 9
Exzerpiertechnik 62

F

Fachliteratur 58, 60
Fachwörter 105
Fachzeitschrift, internationale 138
Fernleihe 56
Finanzierung 22, 32, 40
- des Forschungsprojekts 41
- des Lebensunterhalts 41
Flowdiagramm 114
Formatvorlage 98, 99, 101
- Änderungen 102
Formblatt 148
Formulierung 94
Forschung, systematische 5
Forschungsaufenthalt im Ausland 25
Forschungseinrichtung
- ausländische 25
- nichtuniversitäre 14, 21, 42, 55
Forschungsgelder 22
Forschungsgruppenleiter 21
Freisemester 9, 69, 81
Freundeskreis 84
Frustration 83
Fußzeile 97, 98

G

Gesprächstermin 28
GIF-Format 103
Grafik 137
- Formatierung 104
- Poster 137
Grafikprogramm 136
Grundlagenforschung
- biomedizinische 14
- medizinische 21
Grundstipendium 43
Gutachter 143

H

Hardware 110
Harvard System (HVS) für die Literaturzitierung 120, 121
HiWi-Vertrag 42
Hypothese 15

I

Ich-Form 94
Immediacy Index 142
Impact Factor (IF) 108, 138, 141, 142
- Übersicht (A) 161
Index Medicus 50
Industrie 22
Informatik, medizinische 17
Inhaltsverzeichnis 104
- Aktualisierung 105
Institute for Scientific Information (ISI) 141
Instituts-Seminar 73
Internet 20
Intranet 20

J

Journal (► auch Zeitschrift) 131
- Cited Journal 142
- Source Journal 142
JPEG-Format 103

K

Klinische Studien (A) 159
Konferenz 132
Kongress 132
- Abstract 133
- - Bewerbungsrichtlinien 133
- - Deadline 133
Kongressbuch 133
Kontakte, wichtige 66
Kontroll-Abbildung 113
Kopfzeile 97, 98
Korrekturlesen 124, 125

L

Laborbuch 36, 69
Laborgerät 110
Laboruntersuchung 18
LaTex 95
Layout 99
Lebenslauf 118
- Checkliste 123
Lehrbuchliteratur 58
Lehrbuchwissen 108
Lehrkrankenhaus 21
Leistungskurve, persönliche 84
Lesemappe 57
Lesen 60, 61
- Fachartikel 60
Lieferdienst, auswärtiger 57
Literaturdatenbank 47, 54
Literaturliste 33
Literaturrecherche 46, 47, 49, (A) 159

Literaturstudium 17, 70, 78
Literaturverwaltung 57
- Computerprogramme 57
- Karteikarten 57
Literaturverzeichnis 114, 119
- Harvard System (HVS) 120
- Naturwissenschaftliches System (NWS) 120
Literaturzitat
- Bücher 121
- unveröffentlichte Befunde 122
- Zeitschriften 121

M

Makroglyphen 62
Materialkosten 40
Max-Planck-Institute 42
Medizinethik 17
Medizintheorie 17
Medline 50
Medpilot 54
Mehraufwand, zeitlicher 6
Menschenkenntnis 27
Methode, statistische (▶ auch Statistik) 4
Methodenteil 90, 109
- Checkliste 111
Mindmapping 62, 63
Motivation 2, 78

N

National Library of Medicine (NLM) 50
Naturwissenschaftliches System (NWS) für die Literaturzitierung 120
Netzwerk, soziales 84
Niederlassung 3
Notenvergabe 150

O

Objektivität 116
OldMedline 51
Online-Datenbank 120
Online-Stipendium 46
Ordnungssystem 37
Organisation 36
Orientierungsprobleme 83
Originalarbeit 5, 58
Ortswechsel 76
Overlap, maximaler 69

P

Paper 138
- Widersprüchlichkeit 117
Papierausrichtung 97
Papierformat 97
Passivkonstruktionen 95
Patente 153
Patient 70, 110
Patientenabhängigkeit 17

Patientenbezug 15
Patientenuntersuchung 18
PDF-Format 107
Peer Review 142, 145
Physikum 8
Pluralis modestiae 94
Poster 134
– Abbildungen 137
– Aufmachung und Gestaltung 136
– Ausstellung 135
– Druck 137
– Gliederung 136
– Handout 138
– Standortanalyse 135
PowerPoint 103, 136
Praktisches Jahr 8
Präsentation 130
Präzision 53
Proband 110
Problemlösestrategien 134
Promotion 2
– kumulative 144
Promotionsarbeit
– Anfang 66
– Zeitaufwand 6, 7, 9
– Zeitpunkt des Beginns 7
Promotionsausschuss 77, 92, 148, 149
Promotionsbüro 20, 89, 148
Promotionsordner 38
Promotionsordnung 80, 108, 144
Promotionsrichtlinien 119
Promotionsstipendium 43
Promotionsthema 12
Promotionsurkunde 152
Promotionsverfahren 8, 148
Promovierenden-Netzwerk Thesis 23
Prüfung, mündliche 149

Publikation, wissenschaftliche 134, 143
Publikationspromotion 144
Publikationsverzeichnis 20
– des Doktorvaters 27
Pubmed 51, 138
– Central 56
– Freitexteingabe 52

Q

Quelle 114
Quellennummerierung 120
Querlesen 59

R

Recall 53
Recherche 47
Rechtschreibkontrolle 105
Referat 128
Regensburger Liste 56
Review
– Artikel 47, 54
– – systemischer 48
– narratives 48
Reviewer (▶ Gutachter)
Richtlinien zur Abfassung einer Dissertationsschrift 89, 148
Rigorosum 149, 150

S

Schlüsselbegriff 59
Schlüsselqualifikation 5
Schreiben 78, 88
- als Assistenzarzt 79
- Formulierungen 94
- im Praktischen Jahr 79
- Richtlinien 89
- wissenschaftlicher Texte 79, 92
Schreibstil 92
Schriftart 99
Seitenformatierung 96, 97
Seitenzahl 97, 98
Selbstdisziplin 82
Selbstmanagement 81
Sicherheitskopie 106
Software 110
Source Journal 142
Sport 84
Statistik 17, 36, 111
Stilkunde 93
Stipendium 43, 153
- Grundstipendium 43
- Promotionsstipendium 43
Studie
- klinische, Register (A) 159, 160
- prospektive klinische 16
- - Checkliste 17
- - Goldstandard 16
- retrospektive 15
Studiendesign 69
Studienförderungswerk 44, 45
- finanzielle Leistungen 46
Studienortwechsel 24
Suchmaschine 49

Suchstrategie 21, 53
Synonymliste (A) 156

T

Tabellen 114
Tageszeitprofil 84
Teamgeist 72
Teamsitzung 31
Textverarbeitungsprogramm 95
- LaTex 95
- Word 96
Themensuche 12, 19
- Checkliste 23
- Suchstrategie 21
- - Brainstorming 12
Thesis 23
Tierversuch 68
TIFF-Format 103
Trunkierung 50

U

Überschriften-Ebenen 99, 100, 102
Universitätsbibliothek 49
Universitätsklinik 3

V

Versuchstier 111
Vorklinik 8

Vorlesung 21
Vorstellung 67
Vorstellungsgespräch 12, 33
Vortrag 128
- Mitschrift 63
- Publikumsreaktionen 131
- Tipps zur Vorbereitung 129
- wissenschaftlicher 131

W

Webbtipps (A) 158
Wildcard 50
Wissenschaftspreis 153
Wochenbericht 40
Word 95

Z

Zeitaufwand (▶ auch Mehraufwand, zeitlicher) 6, 7
Zeitdruck 80
Zeitfresser 82
Zeitmanagement (▶ Zeitplanung)
Zeitplanung 29, 81, 83
- realistische 34, 78
Zeitrahmen 77
Zeitschrift (▶ auch Journal) 141, (A) 158
Zeitschriftenbibliothek 54
Zielvorstellung 34
Zusammenfassung 91, 118, 119
Zusatzqualifikation 5
Zweitautor 139

Machen Sie jetzt Ihre Visite bei:
www.weiterbildungsplaner.de

Testen Sie unseren interaktiven Weiter- bildungs- planer

Die Wahl der richtigen Weiterbildung ist eine Entscheidung für Ihre künftige Karriere. Dazu brauchen Sie genaue Informationen. Darum gehen Sie jetzt online und nutzen Sie unser Know-how:

- Ermitteln Sie online Ihren optimalen Weiterbildungsweg
- Informieren Sie sich über Gebiete, Anrechnungsmöglichkeiten und Weiterbildungszeiten
- Holen Sie sich wertvolle Tipps rund um die Weiterbildung

Damit Sie die Weichen für Ihre berufliche Zukunft richtig stellen:

www.weiterbildungsplaner.de
Telefon: 02 21/1 48-2 27 00
Telefax: 02 21/1 48-2 14 42
service@aerzteversicherung.de

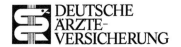

Druck- und Bindearbeiten: Stürtz GmbH, Würzburg